■担当編集委員
岩崎倫政
北海道大学大学院医学研究院
整形外科学教授

■編集委員
宗田　大
東京医科歯科大学名誉教授
国立病院機構災害医療センター院長

中村　茂
帝京大学医学部附属溝口病院整形外科教授

岩崎倫政
北海道大学大学院医学研究院
整形外科学教授

西良浩一
徳島大学大学院医歯薬学研究部
運動機能外科学教授

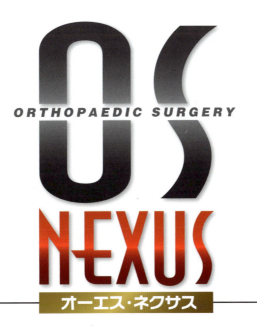
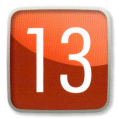

高齢者上肢骨折に対する手術

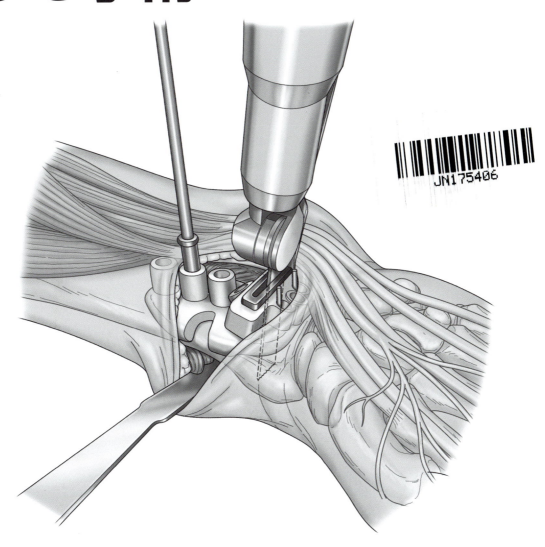

MEDICAL VIEW

本書では，厳密な指示・副作用・投薬スケジュール等について記載されていますが，これらは変更される可能性があります。本書で言及されている薬品については，製品に添付されている製造者による情報を十分にご参照ください。

OS NEXUS No.13

Surgical treatments of geriatric fractures in the upper extremity

（ISBN 978-4-7583-1392-6 C3347）

Editor：NORIMASA IWASAKI

2018.2.10　1st ed

©MEDICAL VIEW, 2018
Printed and Bound in Japan

Medical View Co., Ltd.
2-30 Ichigayahonmuracho, Shinjyukuku, Tokyo, 162-0845, Japan
E-mail ed @ medicalview.co.jp

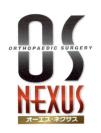

序文

　今回、『OS NEXUS』No.13「高齢者上肢骨折に対する手術」の企画・構成を担当させていただきました。わが国は、人類史上例をみない超高齢社会を迎え、骨粗鬆症に伴う骨折が急増しています。今後も高齢化は進み、この流れに拍車がかかると予想されます。高齢者骨折のなかでも橈骨遠位端骨折や上腕骨近位端骨折をはじめとする上肢骨折は、日常診療において遭遇する機会の多い骨折であります。受傷機転は立位からの転倒など低エネルギーなものが多い反面、骨強度の低下により転位が大きい、粉砕が強いといった例が多く見受けられます。このように骨粗鬆症による骨脆弱性を背景とした骨折に対する治療戦略は、青壮年期に生じる骨折に対するそれとは当然異なってきます。

　手関節、肘関節、肩関節を中心とする上肢関節は複雑な解剖学的構造をもち、これらが密接に連動することで、他の動物にはないヒト特有の高度な手および上肢機能が発揮されます。従って、上肢骨折後に各関節の障害が生じると上肢全体の機能が低下し、これにより日常生活活動作（ADL）、さらには社会的活動が阻害されます。特に、高齢者では上肢機能の障害は健康寿命延伸の阻害要因にもなります。これを防止するためには、上肢骨折に対する正確な診断と的確な治療を行うことが必要となります。

　近年、骨粗鬆症に対する強力な治療薬の誕生や健康寿命延伸の必要性など、高齢者骨折治療に多大な影響を与える要因が出現しています。最近の骨折治療において、診断技術の進歩、関節鏡視手術手技の開発、内固定用材料の改良、各種人工骨の開発と普及は、われわれが想像する以上のものであります。さらに、最近の上肢各関節に対する人工関節置換術や骨頭置換術（橈骨頭、上腕骨頭など）の成績向上や普及は目を見張るものがあります。これらを背景として高齢者上肢骨折に対する治療法は、現在、大きな転換期を迎えていると思います。

　上述したように高齢者上肢骨折は、発生頻度が高く日常診療で治療する機会が多い骨折です。さらに、治療成績が健康寿命に大きく影響してきます。これらを背景として、若い世代の先生方を中心に本骨折治療に対する理解を深めていただく目的で本書を企画・立案いたしました。本書では高齢者上肢骨折で遭遇する機会が多い骨折に関して各エキスパートの先生に、理解しやすい内容で手術の基本手技を中心に適応や後療法も含めて執筆していただきました。読者の皆様には、本書を参考にして実際の手術に臨まれるのもよいですが、ぜひとも通読していただき、高齢者の上肢骨折に関する系統的知識を深めてもらいたいと思います。

　最後になりますが、本書が読者の皆様に対し有益な指南書となることを願いつつ、ご執筆の労をとっていただいた各先生に心から御礼申し上げます。

2017年12月

北海道大学大学院医学研究院整形外科学教授

岩崎倫政

高齢者上肢骨折に対する手術

CONTENTS

I 橈骨遠位端・手関節骨折

橈骨遠位端骨折の治療方針 　　　　　　　　　　　　　　　　酒井昭典　**2**

背屈型橈骨遠位端骨折に対する変形治癒防止のためのキャスト固定
　　　　　　　　　　　　　　　　　　　　　　　　　　　　髙畑智嗣　**8**

橈骨遠位端骨折に対する経皮ピンニング 　　　　　　　　　　西尾泰彦　**16**

橈骨遠位端骨折に対する掌側ロッキングプレート固定術 　　　坂野裕昭　**26**

橈骨遠位端骨折後変形治癒に対する矯正骨切り術 　　　　　　村瀬　剛　**42**

背側転位型C3骨折に対する掌側ロッキングプレート単独使用による
　鏡視下整復・固定術　　　　　　　　　　　　　　　　　安部幸雄ほか　**52**

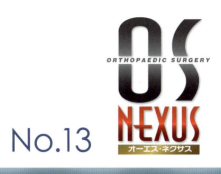

No.13

II 肘関節周囲・肘関節骨折

橈骨頭・頚部骨折に対する観血的整復固定術（ORIF）	河村太介 ほか	64
橈骨頭・頚部骨折に対する人工橈骨頭置換術	今谷潤也	72
肘関節脱臼骨折（terrible triad）に対する手術	山崎　宏	84
上腕骨遠位端関節内骨折に対するプレート固定術	岡田貴充	94

III 肩関節周囲・肩関節骨折

上腕骨近位端骨折の治療方針	玉井和哉	104
上腕骨外科頚骨折に対する骨接合術	山根慎太郎	112
上腕骨近位端骨折に対する人工骨頭置換術（HHR）	西中直也	124
肩関節脱臼骨折の治療方針	井手淳二	136
肩関節脱臼骨折に対する人工肩関節置換術（RTSA）	橋口　宏 ほか	142
鎖骨骨幹部骨折に対する髄内スクリュー固定	水挟貴満 ほか	154

執筆者一覧

■担当編集委員

岩崎　倫政　　北海道大学大学院医学研究院整形外科学教授

■執筆者（掲載順）

酒井　昭典　　産業医科大学整形外科学教授

髙畑　智嗣　　上都賀総合病院副院長・整形外科部長

西尾　泰彦　　北海道整形外科記念病院肩・肘・手の外科センターセンター長

坂野　裕昭　　平塚共済病院診療部長・手外科センターセンター長・整形外科部長

村瀬　　剛　　大阪大学大学院医学系研究科器官制御外科学（整形外科）准教授

安部　幸雄　　山口県済生会下関総合病院整形外科科長

藤井　賢三　　山口県済生会下関総合病院整形外科

河村　太介　　北海道大学大学院医学研究院整形外科学

岩崎　倫政　　北海道大学大学院医学研究院整形外科学教授

今谷　潤也　　岡山済生会総合病院整形外科診療部長

山崎　　宏　　慈泉会相澤病院整形外科センターセンター長

岡田　貴充　　九州大学大学院医学研究院整形外科学

玉井　和哉　　東都文京病院整形外科顧問／獨協医科大学名誉教授

山根慎太郎　　整形外科北新東病院上肢人工関節・内視鏡センターセンター長

西中　直也　　昭和大学スポーツ運動科学研究所／昭和大学藤が丘病院整形外科准教授

井手　淳二　　熊本大学医学部附属病院関節再建先端治療学特任教授

橋口　　宏　　日本医科大学千葉北総病院整形外科部長・准教授

平林　篤志　　日本医科大学千葉北総病院整形外科

水掫　貴満　　宇陀市立病院整形外科部長・奈良肩・肘センターセンター長

仲川　喜之　　宇陀市立病院病院長

骨折にはプレート治療だけじゃない！
髄内固定治療の手技もおさえ，真の骨折治療マイスターに！

骨折
髄内固定治療マイスター

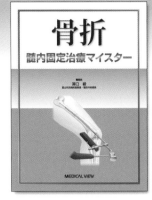

編集 澤口　毅　富山市民病院副院長・整形外科部長

プレート治療に比較し，骨折部周囲の軟部組織に低侵襲な髄内固定治療。本書では，全身の髄内固定治療が適応となる骨折を網羅。整復に始まり，画像情報を基に，どの位置にリーミングし，どの長さの髄内釘を選択し，挿入時に何に気を付けなければいけないのか，エキスパートが丁寧にわかりやすく解説。それぞれの特性を理解して選択できるよう，プレート治療と比較した髄内固定の長所や短所についても紹介。

定価（本体 15,000円+税）
B5変型判・282頁・オールカラー
イラスト300点，写真200点
ISBN978-4-7583-1369-8

I 上肢	橈骨遠位端骨折	大腿骨転子部骨折（PFNA固定）
鎖骨骨折	手指骨折	大腿骨骨幹部骨折（順行性髄内釘固定）
手術の基礎知識	II 骨盤・下肢	大腿骨骨幹部骨折（逆行性髄内釘固定）
髄内固定手技	骨盤輪骨折（スクリュー固定）	大腿骨遠位部（顆部・顆上）骨折
上腕骨近位部骨折	大腿骨頚部骨折（Hansson Pin固定）	脛骨骨幹部骨折
上腕骨骨幹部骨折	大腿骨頚部骨折（スクリュー固定・SHS固定）	脛骨遠位部骨折
（順行性髄内釘固定）	大腿骨転子部骨折（short femoral nail固定）	踵骨骨折（Westhues変法）
前腕骨骨幹部骨折		中足骨骨折

骨折プレート治療の巨匠へ　　　　　　　　　大好評 姉妹本

骨折
プレート治療マイスター

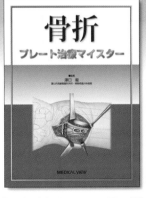

編集 澤口　毅　富山市民病院整形外科・関節再建外科部長

プレート治療の頻度が高い骨折を部位別に取り上げ，基礎的な知識（解剖・画像診断・整復など）と，プレート治療において最も大切な「プレートをどこに置くか」「固定用のスクリューをどこにどの向きで入れるか」などの具体的な手技を，各部位のエキスパートが豊富な経験と工夫に基づき，精緻なイラストを豊富に用いて詳説。

定価（本体 18,000円+税）
B5変型判・364頁・オールカラー
イラスト480点，写真300点
ISBN978-4-7583-1044-4

鎖骨骨折	上腕骨遠位端骨折	仙骨骨折	脛骨近位部骨折
手術の基礎知識	肘頭骨折	仙腸関節プレート固定法	脛骨骨幹部骨折
診断	橈骨頭骨折	寛骨臼骨折	下腿遠位部骨折（Pilon骨折）
プレート手技	前腕骨骨幹部骨折	大腿骨近位部骨折（転子部骨折）	足関節骨折（果部骨折）
上腕骨近位部骨折	橈骨遠位端骨折	大腿骨骨幹部骨折	踵骨骨折
上腕骨骨幹部骨折	手指の骨折	大腿骨遠位部骨折	足の骨折

※ご注文、お問い合わせは最寄りの医書取扱店または直接弊社営業部まで。

 メジカルビュー社
〒162-0845 東京都新宿区市谷本村町2番30号
TEL.03(5228)2050　　FAX.03(5228)2059
http://www.medicalview.co.jp　　E-mail（営業部）eigyo@medicalview.co.jp

スマートフォンで書籍の内容紹介や目次がご覧いただけます。

書籍と動画で全面サポート！
スペシャリストの教えるギプステクニックを身につけよう！

整形外科 骨折ギプスマニュアル

DVD付 Web動画配信中！

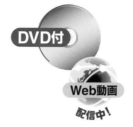
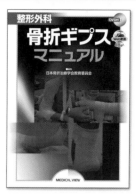

編集　日本骨折治療学会教育委員会

骨折に対する最も基本的な治療法であるギプスの基本的な操作・適応・合併症と禁忌から，各種骨折に対するギプス巻きのテクニックは段階ごとに順を追って写真・イラストで具体的に解説。付属のDVDおよびWeb配信による動画では著者による字幕・音声により，注意点やコツをよりわかりやすく解説し，書籍では動画中のポイントを確認しやすいようにマークで明示。注意や工夫が必要な箇所は「+1Step」として著者からのアドバイスを記載。書籍と動画でギプステクニックに熟達できる一冊。

定価（本体11,000円+税）
A4判・160頁・オールカラー
イラスト100点，写真140点
DVD付・Web動画視聴権付
ISBN978-4-7583-1359-9

目次

総論
- 骨折治癒とバイオメカニクス
- 外固定材料の変遷と特徴
- ギプスの基本操作
- ギプスシーネ，ギプスシャーレ，ブレースの基本操作

骨折ギプス治療の適応・合併症・禁忌
- 小児　成人　高齢者

骨折整復手技と外固定
- 上肢骨折
- 下肢骨折

各論
- アキレス腱断裂に対するギプス固定
  - 新鮮アキレス腱断裂に対するギプス固定

骨折に対するギプス固定
- 小児上腕骨顆上骨折
- 上腕骨折に対するハンギングキャスト
- 前腕骨折
- 橈骨遠位端骨折
- 舟状骨骨折
- 基節骨骨折
- 小児大腿骨骨幹部骨折に対するhip spica
- 椎体骨折
- 膝シリンダーキャスト
- 下腿骨折
- 足部骨折

転ばぬ先のガイドライン：転んでからでは遅すぎる！

高齢者の転倒予防ガイドライン

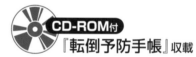
CD-ROM付『転倒予防手帳』収載

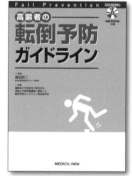

監修　鳥羽　研二　国立長寿医療研究センター病院長

長寿科学総合研究事業転倒予防ガイドライン研究班の成績に加え，国内外のEBMを網羅して作成した最良の転倒予防ガイドライン。寝たきりの主因となっている大腿骨頸部骨折の原因の8割以上を占める『転倒』をいかに防ぐか，転倒危険因子21項目に対するケアプランや，その効果について解説。

定価（本体3,500円+税）
B5判・176頁・2色刷（一部カラー）
ISBN978-4-7583-0485-6

目次

I．転倒リスク評価（転倒予測）

地域
- Fall Risk Index(FRI)
- Fall Risk Index(FRI)：複数転倒予測
- Fall Risk Index(FRI)：他の測定方法との多変量解析
- Timed "Up and Go" testと転倒スコア（FRI-21）
- 歩行速度
- 片足立ち時間
- タンデム歩行
- ファンクショナルリーチ
- ハンカチテスト
- 重心動揺計
- 足関節背屈角度(Dorsiflex meter)
- 環境因子
- ビタミンD濃度

病院・施設
- 入院アセスメントシート

II．転倒を増加させる疾患と病態
- 認知症／認知障害
- 視力障害と転倒
- 内耳障害と転倒
- 脳梗塞・白質病変
- 糖尿病
- 高血圧
- 肥満（メタボリック症候群）
- 排尿障害
- 骨粗鬆症
- サルコペニア
- LOH(late onset hypogonadism)
- Frail
- 薬剤投与
- 栄養バランス

III．転倒予防
- 啓発事業（転倒予防手帳）
- 運動
- 薬剤整理
- ビタミンD
- アロマセラピー

Appendix
転倒危険因子のもつ意味
- 地域高齢者における転倒リスクスコアとADL、QOLについて
- 地域在住高齢者における介護予防指標、転倒リスクの縦断的変化と関連性
- 転倒と骨折、骨折と転倒

転倒ケアプラン
- 施設：転倒ケアプラン
- 入所者の転倒予防ケアプラン

※ご注文、お問い合わせは最寄りの医書取扱店または直接弊社営業部まで。

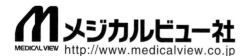
〒162-0845　東京都新宿区市谷本村町2番30号
TEL.03(5228)2050　　FAX.03(5228)2059
http://www.medicalview.co.jp　　E-mail（営業部）eigyo@medicalview.co.jp

スマートフォンで書籍の内容紹介や目次がご覧いただけます。

電子版の閲覧方法

メジカルビュー社 eBook Library

本書の電子版をiOS端末，Android端末，Windows PC（動作環境をご確認ください）でご覧いただけます。下記の手順でダウンロードしてご利用ください。ご不明な点は，各画面のヘルプをご参照ください。

1 会員登録（すでにご登録済みの場合は2にお進みください）

まず最初に，メジカルビュー社ホームページの会員登録が必要です（ホームページの会員登録とeBook Libraryの会員登録は共通です）。PCまたはタブレットから以下のURLのページにアクセスいただき，「新規会員登録フォーム」からメールアドレス，パスワードのほか，必要事項をご登録ください。

https://www.medicalview.co.jp/ebook/

▶右記のQRコードからも進めます

2 コンテンツ登録

会員登録がお済みになったら「コンテンツ登録」にお進みください。
https://www.medicalview.co.jp/ebook/ のページで，1 会員登録したメールアドレスとパスワードでログインしていただき，下記のシリアルナンバーを使ってご登録いただくと，お客様の会員情報にコンテンツの情報が追加されます。

本書電子版のシリアルナンバー
コイン等で削ってください

※本電子版の利用許諾は、本書1冊について個人購入者1名に許諾されます。購入者以外の方の利用はできません。
また、図書館・図書室などの複数の方の利用を前提とする場合には、本電子版の利用はできません。
※シリアルナンバーは一度のみ登録可能で、再発行できませんので大切に保管してください。また、第三者に使用されることの無いようにご注意ください。

3 ビュアーアプリのインストール

お客様のご利用端末に対応したビュアーをインストールしてください。

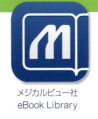
メジカルビュー社
eBook Library

⬇ **iOS版**『メジカルビュー社 eBook Library』ビュアーアプリ（無料）
App Storeで「メジカルビュー社」で検索してください。

⬇ **Android OS版**『メジカルビュー社 eBook Library』ビュアーアプリ（無料）
Google Play で「メジカルビュー社」で検索してください。
※Kindle Fire には対応しておりません。恐れ入りますが他の端末をご利用ください。

⬇ **Windows PC版**『メジカルビュー社 eBook Library』ビュアー（無料）
http://www.medicalview.co.jp/ebook/windows/ のページから
インストーラーをダウンロードしてインストールしてください。

4 コンテンツの端末へのダウンロード

❶ 端末のビュアーアプリを起動してください。

❷ 書棚画面上部メニュー右側の ⚙ アイコンを押すと，ユーザー情報設定画面が表示されます。
（Android版，Windows版 は表示されるメニューから「ユーザー情報設定」を選択）

ユーザー情報

メールアドレス
パスワード

設定

※画面やアイコンは変更となる場合がございます。

ここでは，❶ の手順で会員登録したメールアドレスとパスワードを入力して「設定」を押してください。

この手順により端末にコンテンツのダウンロードが可能になります。会員登録と違うメールアドレス，パスワードを設定するとコンテンツのダウンロードができませんのでご注意ください。

❸ 書棚画面上部メニューの ➕ アイコンを押すとダウンロード可能なコンテンツが表示されますので，選択してダウンロードしてください。
ダウンロードしたコンテンツが書棚に並び閲覧可能な状態になります。選択して起動してください。

※PCとタブレットなど2台までの端末にコンテンツをダウンロードできます。

5 コンテンツの端末からの削除

端末の容量の問題等でコンテンツを削除したい場合は下記の手順で行ってください。

❶ 書棚画面上部メニューの ➖ アイコンを押すと，端末内のコンテンツが一覧表示されます。コンテンツ左側の削除ボタンを押すことで削除できます。

※コンテンツは 4 の ❸ の手順で再ダウンロード可能です。
※端末の変更等でご使用にならなくなる場合，コンテンツを端末から削除してください。コンテンツをダウンロードした端末が2台あり，削除しないで端末を変更した場合は新たな端末でコンテンツのダウンロードができませんのでご注意ください。

ビュアーの動作環境 ※2018年1月1日時点での動作環境です。バージョンアップ等で変更になる場合がございますので当社ウェブサイトでご確認ください。

iOS
iOS 8.3 以降をインストールできる iOS 端末

Windows PC ※Macintosh PCには対応していません。
Windows 7/Windows 8.1/Windows10 を搭載のPC
（CPU：Core i3 以上，メモリ：4GB 以上，
ディスプレイ：1,024 x 768 以上の画面解像度）

Android
RAM を 1GB 以上搭載した，Android OS 4.0 以降をインストールできる端末

※Kindle Fire には対応しておりません。恐れ入りますが他の端末をご利用ください。

橈骨遠位端・手関節骨折

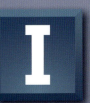

I. 橈骨遠位端・手関節骨折

橈骨遠位端骨折の治療方針

産業医科大学整形外科学　酒井　昭典

Introduction

特徴

●発生率

　高齢者の橈骨遠位端骨折は，脊椎骨折や大腿骨近位部骨折とともに脆弱性骨折の代表的な骨折である。女性では閉経後から増加し，60〜70歳代で年間300〜400件/10万人に及ぶ[1]。しかし，80歳以降では発生率の上昇はみられない。比較的活動性のある年齢層で発生するのが特徴である。わが国の発生率は北欧・アメリカと比べて低い。60歳の生涯骨折発生率は，女性14.5％，男性1.7％であり，性差が顕著である[2]。

●骨粗鬆症との関連

　著者ら[3]の調査では，転倒により橈骨遠位端骨折を生じた50歳以上の女性101例において，31例（30.7％）は腰椎骨密度が若年成人平均値（young adult mean；YAM）の70％以下，28例（27.7％）は70％を超えて80％未満，42例（41.6％）は80％以上であった。橈骨遠位端骨折の単純X線像上の転位の大きさは腰椎骨密度と負の相関を示す[4]。つまり，ulnar varianceの増加，radial inclinationの減少，dorsal tiltの増加は，骨密度の低下とそれぞれ有意な相関を示す　図1　。

治療方針

1. 保存療法
2. 手術療法
   - 掌側ロッキングプレート
   - マイクロネイル（髄内釘）
   - Kirschner鋼線（K-wire）
   - 創外固定
3. 骨粗鬆症を踏まえた治療
   - 橈骨遠位端骨折は骨折連鎖の始まり
   - 橈骨遠位端骨折後の骨粗鬆症治療

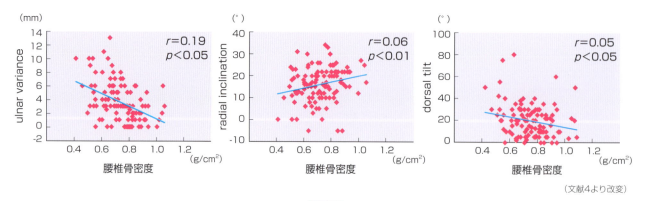

（文献4より改変）

図1 橈骨遠位端骨折の転位の程度と腰椎骨密度の相関

立った高さからの転倒により受傷した50歳以上の背側転位型橈骨遠位端骨折女性患者125例を対象にした。骨密度が低いと骨折の転位の程度は大きい。r値はPearsonの相関係数を示す。

ステップワイズ回帰分析の結果，ulnar varianceの増加は，年齢やbody mass index（BMI）ではなく，骨密度の低下と有意に関連していた。このように，橈骨遠位端骨折の重傷度と骨粗鬆症には密接な関連が認められる。

　糖尿病患者では骨密度の低下以上に骨強度が低下している。2型糖尿病を合併した橈骨遠位端骨折患者では，非合併患者と比べて腰椎骨密度の低下がないにもかかわらず橈骨短縮の程度が大きい[5]。糖尿病合併患者の健側橈骨では，海綿骨の多い領域（ultradistal；UD）に比べて1/3（皮質骨の多い領域）の骨密度低下の割合が大きい[3]。

　High-resolution peripheral quantitative computed tomography（HR-pQCT）による解析では，既存骨折のある2型糖尿病患者の橈骨皮質骨には多孔化（cortical porosity）がみられる[6]。糖尿病を合併した閉経後女性における橈骨遠位端骨折では，皮質骨の構造劣化が骨折の発生要因になっている可能性がある。

治療方針

1 保存療法

　骨粗鬆症を伴った橈骨遠位端骨折は，保存療法に抵抗性であることをしばしば経験する。高齢になるほど，橈骨遠位端骨折を徒手整復とギプス固定で治療することが難しくなる[7]。

　残存変形の許容範囲については依然議論がある。青壮年者では，dorsal tilt 10°未満かつulnar plus variance健側差2mm以下であれば，ほぼ許容される[8]。

　関節内骨折については，青壮年者ではX線像上2mm未満のgap，step-offは許容される。高齢者では許容される値は青壮年者の基準値より大きくなるが，活動性や健康状態なども考慮したうえで総合的に判断する必要がある。

2 手術療法

　転位のある骨折で，徒手整復を行ってもギプスなどの外固定では整復位を保持することが困難な骨折を手術適応とする。内固定材料としては，①掌側ロッキングプレート，②マイクロネイル（髄内釘），③Kirschner鋼線（K-wire），④創外固定などがある。骨折型，骨粗鬆症の有無，開放創の有無などにより最も適した内固定材料を選択する。

掌側ロッキングプレート

掌側ロッキングプレートは，粉砕骨折や関節内骨折にも幅広く対応可能である。術式が標準化され，良好で安定した臨床成績が得られることから手術適応は拡大される傾向にある。術後の外固定は基本的に不要である。90%以上は，術後6カ月以内に骨折前の上肢機能まで回復する[9]。初診時の転位の程度や骨密度に依存することなく，手術時に獲得した整復位を術後長期にわたり保持することができる[10]。

プレート選択の工夫

近年，掌側ロッキングプレートの種類が増えた。①近位設置型か遠位設置型か，②単軸か多軸か，③double-tiered subchondral support（DSS）法ができるか否か，などの点を考慮して種類を選択する。

著者らは，骨折線が関節面に近い症例に対しては，rim plate（Variable Angle LCP Volar Rim Distal Radius Plate，DePuy Synthes社）を選択し，高齢者の関節内粉砕骨折に対しては，distraction bridge plate（LCP Metaphyseal Plate，DePuy Synthes社）を選択し，骨癒合が得られた後，早期に抜去している 図2 。

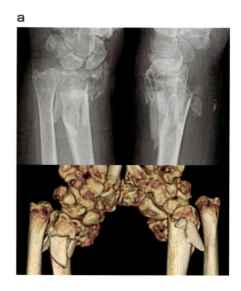
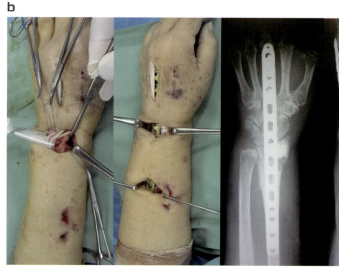
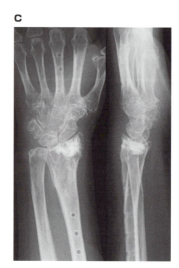
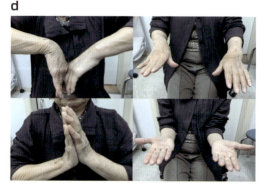

図2 骨粗鬆症を伴った開放性の橈骨遠位端関節内粉砕骨折（AO分類23-C3，Gustilo分類TypeⅡ）

78歳，女性。転倒して受傷した（a）。創外固定5週後，skip incisionで，骨折部に人工骨移植のうえ，distraction bridge plateを用いて固定した（b）。骨癒合が得られたため，術後4カ月で抜釘した（c）。抜釘後2カ月，疼痛なく，可動域は左手関節掌屈10°・背屈30°，左前腕回内80°・回外90°，握力は左12.5kg（健側比61.0%），QuickDASHは8.5点であった（d）。
a：初診時の単純X線像と3D-CT
b：術中写真と術直後の単純X線像
c：抜釘後の単純X線像
d：抜釘後2カ月の可動域

2008年7月以降，著者ら[11]は生体内吸収性材料を用いて，手外科領域の85例93骨折（15～87歳）を治療してきた。生体内吸収性プレートは，ハイドロキシアパタイト（HA）とポリ-L-乳酸（PLLA）の複合体からなるメッシュ状のシート（Super Fixsorb MX40メッシュ，帝人メディカルテクノロジー社）である。剪断可能で熱可塑性があるため，骨の解剖学的形状に合わせて自由に成形することができる。このプレートを用いて骨接合を行うと，骨折部に旺盛な仮骨形成がみられる。Rigid fixationではなくbiological fixationとして仮骨形成を促進し，薬剤で仮骨を成熟させるといった，手術療法と薬物療法の組み合わせが将来可能になるかもしれない。

　橈骨遠位端骨折と尺骨遠位端骨折の合併例に対しては，dual window（one incision two windows）approachで展開し，橈骨は掌側ロッキングプレートで，尺骨は生体内吸収性プレートで内固定している[12]。

　開放性の橈骨遠位端関節内骨折で関節軟骨が広範囲に欠損した例に対しては，肋骨・肋軟骨移行部から骨・軟骨を採取し，移植片を生体内吸収性プレートで背側から固定している[13]。

マイクロネイル（髄内釘）

　マイクロネイル（髄内釘）は，対応可能な骨折型が限定される。

Kirschner鋼線（K-wire）

　K-wireを用いた経皮的鋼線刺入固定や，intrafocal pinning（Kapandji法）は，低侵襲で材料費が安価であるが，術後の外固定が必要である。骨粗鬆症のある患者では，手術時に獲得した整復位を保持することができず骨折部に再短縮が生じ，整復位保持力が掌側ロッキングプレートに比べて劣る 図3[10]。従って，骨粗鬆症は転位の程度を大きくするだけでなく，ピンニングによる整復位の保持を困難なものにしている。

創外固定

　創外固定は，関節内粉砕骨折や軟部組織の汚染や挫滅を伴った開放骨折に用いる。

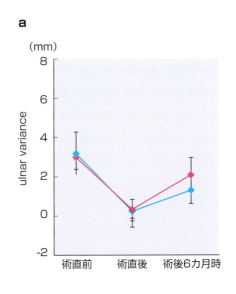
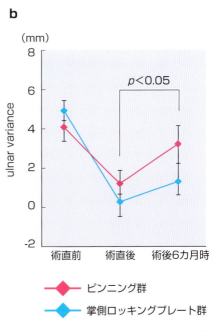

図3 骨粗鬆症の有無別にみた橈骨遠位端骨折に対する術式別 ulnar varianceの推移

背側転位型橈骨遠位端骨折高齢女性を腰椎骨密度が若年成人平均値（YAM）の70％以上の群（a）と70％未満の群（b）に分けて解析した。骨粗鬆症を伴った橈骨遠位端骨折では，ピンニング群は術後6カ月の時点で骨折部に再短縮を生じる。一方，掌側ロッキングプレート群は再短縮を生じない。平均値±標準誤差で示す。検定はpaired Student's t-testで行った。
a：骨粗鬆症なし（YAM 70％以上）群
b：骨粗鬆症あり（YAM 70％未満）群

（文献10より改変）

3 骨粗鬆症を踏まえた治療

橈骨遠位端骨折は骨折連鎖の始まり

橈骨遠位端骨折患者に次の骨折が生じる相対リスクは，大腿骨近位部骨折が3.22，橈骨遠位端骨折が4.63，上腕骨近位端骨折が4.08，全部位の骨折が3.98であり，次の骨折を生じる可能性が高い 表1 [14]。橈骨遠位端骨折はその背景要因に骨粗鬆症と運動器不安定症を含み，ロコモティブシンドロームの最初のイベントともいえる。骨折の治療を適切に行い，上肢機能を回復させるとともに，骨脆弱性や易転倒性などの背景要因を解析し，骨折の二次予防に向けて対策を講じることが欠かせない 図4 [3]。

閉経後2年以上経過した骨粗鬆症女性875例（平均年齢64.5歳）を調査した結果，初発の骨粗鬆症性骨折の第1位は橈骨遠位端骨折であった 図5 [15]。著者ら[3]の橈骨遠位端骨折101例に関する調査では，骨折前に骨粗鬆症治療を受けていた者はわずか4.0％であった。

橈骨遠位端骨折は骨粗鬆症性骨折の連鎖の始まりであり，大腿骨近位部骨折をはじめとする次の骨折を予防するために薬物療法をスタートする貴重な機会である。

再骨折	骨折部位				
	大腿骨	橈骨遠位端	上腕骨近位端	足関節	全部位
大腿骨	9.79 (9.07-10.55)	3.22 (2.81-3.66)	5.76 (4.94-6.68)	1.30 (0.95-1.82)	6.55 (6.17-6.94)
橈骨遠位端	3.96 (3.59-4.36)	4.63 (4.22-5.06)	4.42 (3.83-5.08)	2.03 (1.62-2.51)	4.04 (3.79-4.29)
上腕骨近位端	6.50 (5.72-7.38)	4.08 (3.46-4.79)	7.91 (6.59-9.42)	1.96 (1.32-2.81)	5.23 (4.77-5.72)
足関節	1.74 (1.34-2.18)	2.23 (1.81-2.74)	2.20 (1.57-2.99)	4.53 (3.57-5.66)	2.41 (2.12-2.72)
全部位	5.76 (5.32-6.17)	3.98 (3.52-4.42)	4.87 (4.27-5.47)	2.24 (1.89-2.59)	3.89 (3.73-4.04)

45歳以上22,060例の解析，（　）内は95％信頼区間を示す。

（文献15より改変）

表1 骨折部位別に示した再骨折の相対リスク

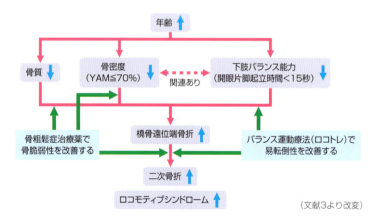

（文献3より改変）

図4 橈骨遠位端骨折の発生とその背景要因に対する対策

橈骨遠位端骨折は骨脆弱性と易転倒性の結果生じている。この2つの要因を改善する取り組みが，橈骨遠位端骨折後の二次骨折予防，さらにはロコモティブシンドロームの予防につながる。

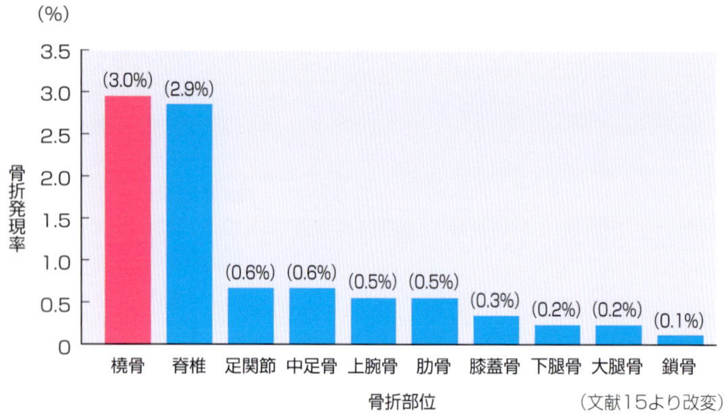

（文献15より改変）

図5 骨粗鬆症性骨折の初発部位

閉経後2年以上になる骨粗鬆症女性875例を対象とした調査で，橈骨遠位端骨折が初発骨折として最も頻度が高い。

橈骨遠位端骨折後の骨粗鬆症治療

　わが国のガイドラインによれば，橈骨遠位端骨折を生じた閉経後女性および50歳以上の男性における薬物療法開始基準は，骨密度がYAMの80％未満である[16]。骨密度，骨代謝マーカー，FRAX®-Fracture Risk Assessment Toolに含まれている骨折の危険因子などを考慮したうえで，その患者に最も適した薬剤を選択して治療を開始する。

　ビタミンD不足は，骨密度・BMI・喫煙歴とは独立した橈骨遠位端骨折の危険因子である[17]。どの薬剤を選択するにせよ，ビタミンDを充足させてカルシウム代謝を是正することは基本的に重要である。

　骨粗鬆症治療薬の1つであるテリパラチド［副甲状腺ホルモン（1-34）］は骨形成を促進する。橈骨遠位端骨折後10日以内に開始したテリパラチドは骨癒合期間を短縮する[18]。テリパラチドの保険適用は「骨折の危険性の高い骨粗鬆症」である。骨形成促進薬投与は，骨粗鬆症における骨密度増加効果とともに，骨折後の骨癒合促進，保存療法における外固定期間の短縮が期待できる。

文献

1) Hagino H, Yamamoto K, Ohshiro H, et al. Changing incidence of hip, distal radius, and proximal humerus fractures in Tottori Prefecture, Japan. Bone 1999；24：265-70.
2) Nguyen ND, Ahlborg HG, Center JR, et al. Residual lifetime risk of fractures in women and men. J Bone Miner Res 2007；22：781-8.
3) 酒井昭典. 橈骨遠位端骨折と骨粗鬆症-現状と未来-. 日整会誌 2016；90：964-72.
4) Sakai A, Oshige T, Zenke Y, et al. Association of bone mineral density with deformity of the distal radius in low-energy Colles' fractures in Japanese women above 50 years of age. J Hand Surg Am 2008；33：820-6.
5) Sakai A, Menuki K, Zenke Y, et al. More radial shortening after low-energy Colles' fractures is associated with type 2 diabetes mellitus among postmenopausal women, irrespective of bone mineral density. J Orthop Sci 2013；18：811-8.
6) Burghardt AJ, Issever AS, Schwartz AV, et al. High-resolution peripheral quantitative computed tomographic imaging of cortical and trabecular bone microarchitecture in patients with type 2 diabetes mellitus. J Clin Endocrinol Metab 2010；95：5045-55.
7) Nesbitt KS, Failla JM. Les C. Assessment of instability factors in adult distal radius fractures. J Hand Surg Am 2004；29：1128-38.
8) 日本整形外科学会/日本手外科学会監, 日本整形外科学会診療ガイドライン委員会/日本整形外科学会橈骨遠位端骨折診療ガイドライン策定委員会編. 治療. 橈骨遠位端骨折診療ガイドライン2017. 改訂第2版. 東京：南江堂；2017. p33-122.
9) Zenke Y, Sakai A, Oshige T, et al. The effect of an associated ulnar styloid fracture on the outcome after fixation of a fracture of the distal radius. J Bone Joint Surg Br 2009；91：102-7.
10) Oshige T, Sakai A, Zenke Y, et al. A comparative study of clinical and radiological outcomes of dorsally angulated, unstable distal radius fractures in elderly patients：intrafocal pinning versus volar locking plating. J Hand Surg Am 2007；32：1385-92.
11) Sakai A, Oshige T, Zenke Y, et al. Mechanical comparison of novel bioabsorbable plates with titanium plates and small-series clinical comparisons for metacarpal fractures. J Bone Joint Surg Am 2012；94：1597-604.
12) 古川佳世子, 善家雄吉, 目貫邦隆, ほか. Dual window approachと生体内吸収性プレートを併用した橈尺骨遠位端粉砕骨折の2症例. 日手外科会誌 2015；31：768-72.
13) Furukawa K, Sakai A, Menuki K, et al. Post-traumatic malunion of the distal radial intra-articular fractures treated with autologous costal osteochondral grafts and bioabsorbable plates. Tech Hand Up Extrem Surg 2014；18：15-9.
14) Robinson CM, Royds M, Abraham A, et al. Refractures in patients at least forty-five years old. A prospective analysis of twenty-two thousand and sixty patients. J Bone Joint Surg Am 2002；84：1528-33.
15) Sontag A, Krege JH. First fractures among postmenopausal women with osteoporosis. J Bone Miner Metab 2010；28：485-8.
16) 骨粗鬆症の予防と治療ガイドライン作成委員会編. 薬物治療開始基準. 骨粗鬆症の予防と治療ガイドライン2015年版. 東京：ライフサイエンス出版；2015. p62-3.
17) Oyen J, Apalset EM, Gjesdal CG, et al. Vitamin D inadequacy is associated with low-energy distal radius fractures：a case-control study. Bone 2011；48：1140-5.
18) Aspenberg P, Genant HK, Johansson T, et al. Teriparatide for acceleration of fracture repair in humans：a prospective, randomized, double-blind study of 102 postmenopausal women with distal radial fractures. J Bone Miner Res 2010；25：404-14.

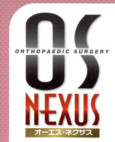

I. 橈骨遠位端・手関節骨折

背屈型橈骨遠位端骨折に対する変形治癒防止のためのキャスト固定

上都賀総合病院整形外科　髙畑　智嗣

Introduction

保存療法

『橈骨遠位端骨折診療ガイドライン2017 改訂第2版』[1]を精読すると，保存療法の成績が悪くないことがわかる。高齢者の関節外骨折は変形が残存しても主観的評価は良好で，手術療法と保存療法で臨床成績に有意差はないとするエビデンスの高い論文や，高齢者の不安定型骨折に対する掌側ロッキングプレートと保存療法の比較で臨床成績に差がなかったとする論文が紹介されている。青壮年の関節外骨折においても，手術療法と保存療法の比較で手術療法は早期に機能が回復したが，最終経過観察時の機能評価は両者に有意差はないとするエビデンスの高い論文や，高度な変形が残存すると握力，可動域，疼痛などで劣る可能性を指摘するエビデンスの低い論文が紹介されている[1]。従って関節外骨折に限れば，青壮年で早期機能回復を望む場合を除いて手術療法の必要はなく，変形治癒も過度におそれる必要はないことになる。

しかしガイドラインが示すこれらの成績は，一般的な保存療法では達成困難に感じられるかもしれない。それは外固定の方法に問題があると著者は考える。ただし変形治癒が問題ではないことはガイドラインから明らかである。問題となるのは外固定中の腫脹や拘縮である。世の中にはこれらに無頓着な外固定が多い。外固定中に慢性化した腫脹や拘縮は，リハビリテーションでも難治である。外固定中の腫脹や拘縮を軽減させるには，外固定中に患肢の痛みが軽く，つまめて握れることが重要である。これにより外固定中も日常生活で患肢を使用するので，腫脹と拘縮は軽減する。

痛みの軽減に必要なのは固定性である。固定性のよい外固定で腫脹増悪時のトラブルを心配する意見があるが，固定性不良で骨折部が動くと腫脹が増悪するので本末転倒である。シーネでは固定性は不十分であり，バイバルブシーネかシュガートングかキャストが治療の初期から必要である。そして患肢でつまめて握れるためには，外固定の掌側遠位端が遠位手掌皮線を大きく越えないこと，手関節は軽度背屈位，そして母指球の完全除圧が必要である。シュガートングは固定性はよいが，肘屈伸の制限のために患肢使用が制限されるので，著者は用いない。

著者が勧めるのはキャストである。徒手整復直後からキャスト固定するが，適切に作製して予防策を徹底すれば，腫脹によるキャストトラブルはまれである。心配な症例には，キャスト作製時に尺側を縦割してテープで巻いておくとよい 図1a 。腫脹増悪時はテープをはずしてキャストを広げ，隙間に割箸などをはさむとよい 図1b 。

後述する著者のキャストは，前述した患肢を使いやすくする工夫に加え，変形治癒を防ぐための操作を追加している[2]。具体的には手根骨から中手骨を掌側に押し込む操作であるが，変形治癒防止が重要でない場合にはこの操作は不要である。

手技進行

1. 静脈内区域麻酔
2. 整復
3. 手部を固める
4. 前腕を固める
5. 手根骨以遠を押し込む
6. 母指球を完全に除圧する
7. モールディング
8. キャストの完成
9. 患者指導
10. 再来時の巻き替え

トラブル NEXUS view

腫脹増悪で患者が夜間に受診するのは母指球の除圧不足が原因のことが多い。その部の除圧を追加するとともに，キャストの尺側を縦割して広げ，隙間に割箸などをはさむとよい。

本項では背屈型橈骨遠位端骨折に対して変形治癒を防止する目的で作製するキャストについて解説する。

●適応

変形治癒防止を目的とする場合の著者のキャスト法の適応は，背屈型の橈骨遠位端骨折で，掌側骨皮質の粉砕がなく，茎状突起骨折以外の尺骨骨折がなく，関節内骨折の場合は関節面の転位が小さい骨折である。これらを満たさない症例には手術療法を考慮する。

●麻酔

転位をきわめて容易に整復できそうな場合は無麻酔で整復することもあるが，著者は基本的に麻酔下に整復する。超音波ガイド下神経ブロックが普及しつつあるが，著者が勧めるのは静脈内区域麻酔である。

利点は，患肢の静脈に翼状針が入ればよいので手技が容易なこと，除痛が確実で筋弛緩が得られること，および局所麻酔薬の必要量が少ないこと（0.5％リドカインを20 mLで100 mg）である。しかし最大の利点は，駆血を解除すると麻酔効果が速やかに消失するため，患者が帰宅する前に自動運動を実際に行わせて患肢使用への患者の不安を解消できることである。なお駆血が早期にはずれると局所麻酔薬中毒が発生することがあるので，整復から外固定が終わっても駆血は15分以上経過してから解除する。

超高齢で静脈壁が脆いと静脈確保に連続して失敗することがあり，その場合は血腫内麻酔を用いている。

●体位

麻酔下整復の直後に作製する初回キャスト時は仰臥位で，2回目以降は座位である。

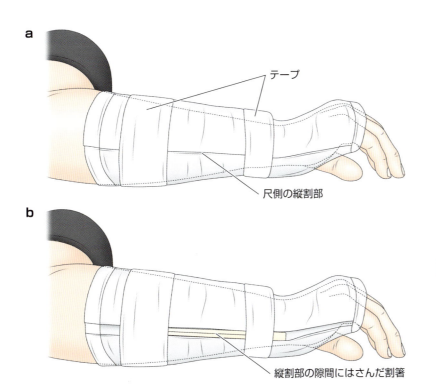

> **コツ&注意 NEXUS view**
> キャストはモールディングが重要なので，薄く素早く巻くこと。厚く巻いたり，巻いている最中に硬化が始まると適切なモールディングができない。

図1 腫脹増悪が心配な症例のキャスト固定

a：キャスト作製時に尺側を縦割してテープを巻いておくとよい。

b：腫脹増悪時はテープをはずしてキャストを広げる。隙間に割箸などをはさみ，テープを巻きなおす。

❶ 変形治癒すなわち成績不良ではない。
❷ 外固定中に腫脹と拘縮を作らないことが最重要である。
❸ 変形治癒防止を目的としたキャスト法がある。

キャスト固定手技

1 静脈内区域麻酔

　上腕にターニケットまたは水銀血圧計のカフを装着する。後者の場合は面ファスナーが剥がれないように絆創膏で補強する。翼状針で手背や手関節周囲の静脈を確保するが，腫脹のために困難な場合は肘窩部の静脈でも麻酔可能である。エスマルヒは用いずに，5分間程度高挙して静脈を虚脱させてからカフを加圧し，次いで薬液を注入する。薬液は小柄な高齢女性であれば，1％リドカイン（キシロカイン®）10 mLを生食水10 mLで希釈した0.5％20 mLを全量注入するが，体格に応じて増量する。

> **コツ&注意 NEXUS view**
> キシロカイン®は添加物が入っていないポリアンプル入りを用いる。注入後1〜2分でほぼ十分な除痛が得られる。

2 整復

　点滴スタンドなどから吊り下げたフィンガートラップを示指のみに装着し，肘屈曲90°になる高さで下垂する 図2①。
　輪にした帯（巻軸包帯でもよい。ストッキネットは伸びるのでよくない）を上腕にかけて床に下げ，医師が足で踏むと強力に牽引できる 図2②。
　患者の母指を医師がつかんで牽引力を追加する 図2③。
　医師のもう一方の手は，示指から小指で前腕掌側を支え，母指で遠位骨片を背側から掌側へ強力に押し込む 図2④。同時に母指をつかんだ手で手関節を牽引しつつ掌・尺屈させる。
　整復操作が終われば垂直牽引状態に戻し，上腕の対抗牽引は軽く踏む程度にして外固定にとりかかる。

> **コツ&注意 NEXUS view**
> イメージ透視下に整復したいところだが，垂直牽引中のイメージ透視は困難である。受傷後早期で腫脹がまだ軽度であれば，触診で整復の良否がある程度はわかる。超音波画像診断装置を用いれば骨皮質のズレが明瞭に描出できる。

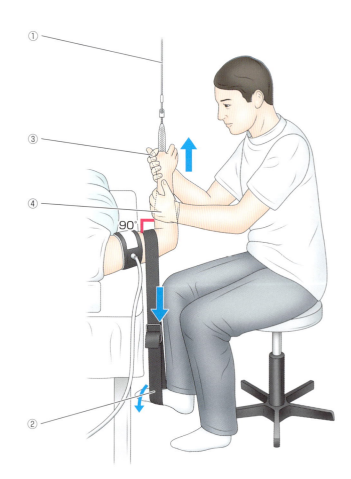

図2 フィンガートラップの装着と整復

①点滴スタンドなどから吊り下げたフィンガートラップを示指のみに装着し，肘屈曲90°になる高さで下垂する。
②輪にした帯などを上腕にかけて床に下げ，医師が足で踏み牽引を行う。
③患者の母指を医師がつかんで牽引力を追加する。
④医師のもう一方の手の示指から小指で前腕掌側を支え，母指で遠位骨片を背側から掌側へ強力に押し込み，同時に母指をつかんだ手で手関節を牽引しつつ掌・尺屈させる。

背屈型橈骨遠位端骨折に対する変形治癒防止のためのキャスト固定

3 手部を固める

　ストッキネットを装着し，下巻綿は薄めに巻く（3重以下）。キャスティングテープを180°裏返して端を手背に当て，橈骨茎状突起方向へ巻き始める。すなわち転がして巻く通常の向きではなく反対向きである 図3a。

　橈骨茎状突起を越えて手関節掌側に回ったら，キャスティングテープを遠位方向へ向けて小指球部を覆い，手背部に回る際に遠位方向へ平行移動させて中手骨頭を覆う 図3b。

　手背から母指・示指間を通って手掌へ行く際に，キャスティングテープを4～6重にアコーディオンのよう折りたたんで横幅を狭めるとともに半回転して裏返し（これで転がす巻き方となる）図3c，手掌部では近位へ移動させてギプスの遠位端が遠位手掌皮線ぐらいにする。

　手掌にきたキャスティングテープで小指球部を覆い，手背に回ったら近位へ移動し，橈骨茎状突起に到達して1巡である。これを3回繰り返し，3回目はストッキネットを折り返してからキャスティングテープで巻き込む。これにより手部の固定は完了である。母指・示指間を手背→手掌に通過する際の半回転裏返しを3回行ったので，キャスティングテープは通常の転がる向きになっている。

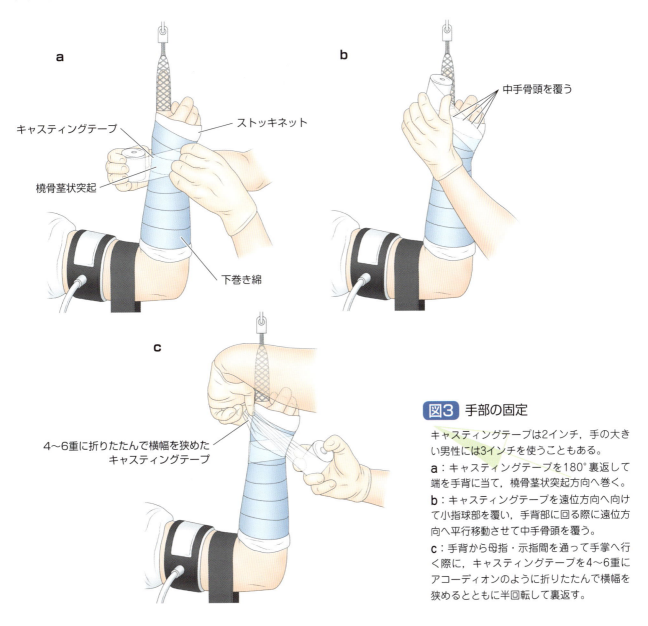

図3 手部の固定

キャスティングテープは2インチ，手の大きい男性には3インチを使うこともある。
a：キャスティングテープを180°裏返して端を手背に当て，橈骨茎状突起方向へ巻く。
b：キャスティングテープを遠位方向へ向けて小指球部を覆い，手背部に回る際に遠位方向へ平行移動させて中手骨頭を覆う。
c：手背から母指・示指間を通って手掌へ行く際に，キャスティングテープを4～6重にアコーディオンのように折りたたんで横幅を狭めるとともに半回転して裏返す。

4 前腕を固める

　前腕近位へ向けては，巻く際のキャスティングテープの重なりは1/2〜2/3程度でよい。キャスティングテープがすべての部位で2重以上あれば強度は足りる。キャスティングテープが面で密着するように巻いていくと，キャスティングテープの進む方向が徐々に近位方向へ向くので，ときにキャスティングテープを折り返して進む方向を修正する 図4 。

　折り返しによって各層が密着したキャストであれば，巻き終わってから表面をこする作業は不要である。近位縁でキャスティングテープが2周以上したら，ストッキネットを折り返してからキャスティングテープで巻き込む。これにより装具のような美しいキャストができ上がる。

> **コツ&注意　NEXUS view**
> 巻き終わったキャスティングテープの断端に短く切った包帯を貼り付けると，キャスティングテープが剥がれてこないのでモールディングに専念できる。

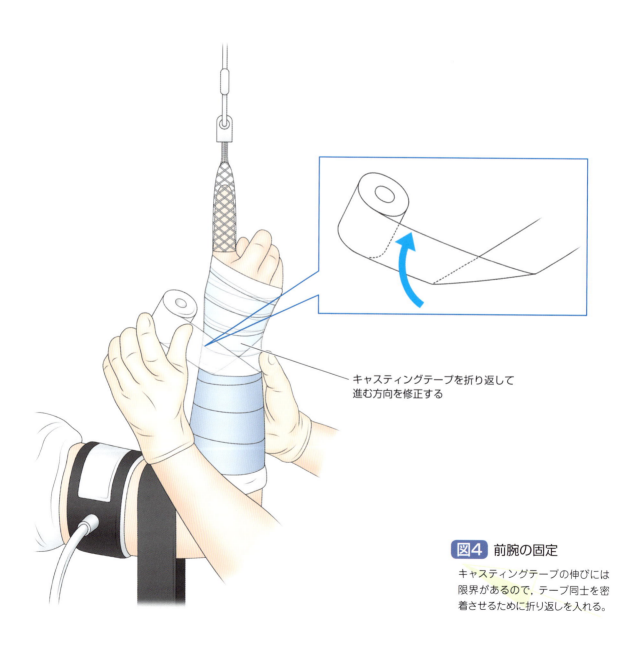

キャスティングテープを折り返して進む方向を修正する

図4　前腕の固定
キャスティングテープの伸びには限界があるので，テープ同士を密着させるために折り返しを入れる。

背屈型橈骨遠位端骨折に対する変形治癒防止のためのキャスト固定

5 手根骨以遠を押し込む

　垂直牽引状態で，医師は患肢の尺側から両手を入れる。患肢が右の場合，医師は左手で患者の手を保持する。その際母指は患者の手掌に，示指と中指は中手骨背側に，環指は手根骨背側に当てる。

　一方医師の右手は，示指から小指で患者の前腕掌側を押す。患肢が左の場合，医師の手を左右逆にする。牽引をはずすとともに，医師は患者の手関節を30°程度背屈させつつ手部を掌側に押し込み，対抗するように患者の前腕を背側に押し込む。骨折部に剪断力をかける感覚である 図5a 。

　患者の手関節が橈屈しないように保持すると医師は姿勢が前かがみで苦しいので，キャスティングテープが少し硬化したら医師は手を持ち替える。すなわち患者の肘を伸展させ，医師は患肢の橈側から両手を差し入れる 図5b 。

　患肢が右の場合，医師の左母指は患者の手掌に，示指は手根骨背側に，中指と環指は中手骨背側に当てる。一方医師の右手は，示指から小指で患者の前腕掌側を押す。骨折部に剪断力をかける感覚は同じである。

　患肢が左の場合，医師の手を左右逆にする。

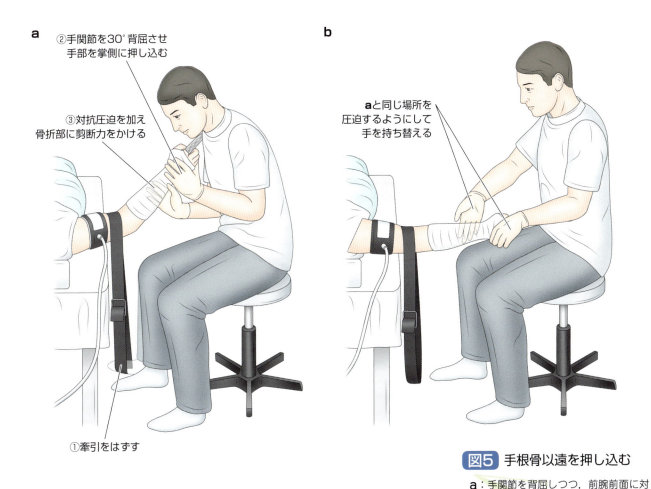

図5 手根骨以遠を押し込む
a：手関節を背屈しつつ，前腕前面に対抗圧迫を加え骨折部に剪断力をかける。
b：前屈みの姿勢がつらいので，手を持ち替える。圧迫する部位は同じである。

6 母指球を完全に除圧する

ギプスが半ば硬化したら，剪刀で母指球部を完全に除圧する。多少硬化が早くても両手で剪刀を持てば切れる。ここで除圧が不十分だと，腫脹増強時に食い込んで痛むため，つまみ動作が障害される。

7 モールディング

硬化の後半では，患者の小指球部から第2～5中手骨遠位部までのL字型を掌・背側からしっかり圧迫して手部が緩まないように保持する 図6 。

前腕遠位部も同様に前後より圧迫して硬化まで保持する。硬化の最終局面ではキャストの小指球部及び橈骨茎状突起部を前後より圧迫して手に密着させる。これにより手の固定性がよくなるとともに，橈骨茎状突起部ではギプスが橈側方向に広がって静脈還流が改善する。

8 キャストの完成

キャストが完成しても駆血は15分以上経過してから解除する。それ以前に解除したりターニケットやカフが破損すると，局所麻酔薬中毒のおそれがある。駆血を解除すると麻酔は速やかに醒める。

完成したキャストでは，手関節は軽度背屈位で母指球部は完全に除圧されているため，握ってつまむことができる 図7 。書字も可能である。形状は手掌部も前腕部も体表にぴったり合って扁平なので，固定性がよく痛みが少ない。前後方向に圧迫するが橈・尺側方向に広がるので，腫脹が増悪しにくい。

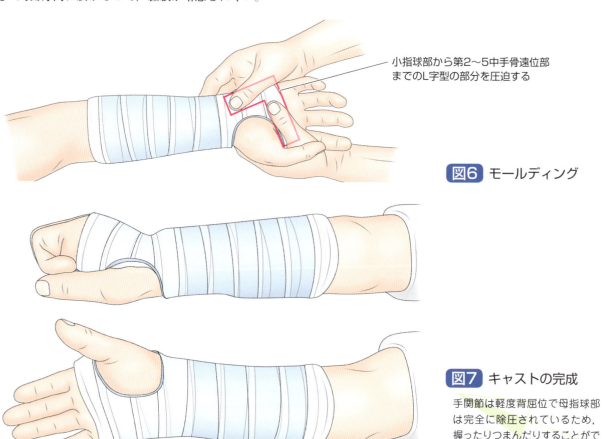

図6 モールディング
小指球部から第2～5中手骨遠位部までのL字型の部分を圧迫する

図7 キャストの完成
手関節は軽度背屈位で母指球部は完全に除圧されているため，握ったりつまんだりすることができる。

9 患者指導

　新鮮骨折の整復直後にキャスト固定するので，腫脹の増悪防止が重要である。それに加え，キャスト固定中から患肢を日常生活に使用すると，腫脹と拘縮が軽減し機能回復が早くなる。

　患者には，患肢の高挙と手指の運動と日常生活での積極的な使用を指示する。その際，患肢の麻酔が醒めているので，実際に運動させて患者の不安を解消することができる。患者は骨折した上肢には安静が必要と思い込んでいるので，よく説明して誤解を解かなければならない。指でつまめる前腕キャストを装着した患者は，不安がなくなると日常生活で患肢を使用する。

10 再来時の巻き替え

　初回のキャストは垂直牽引状態で巻いてから手関節を背屈するので少しシワができ，腫脹の軽減でキャストが緩むので，再来時にキャストの巻き替えが必要である。巻き直しでは患者は座位で，患肢をちょうど「握手しようと差し出す手の形」をとらせる 図8。

　1・2週後と症例により3週後に巻き替え，4週でキャストを除去する。以後は前腕回内・外および手関節掌・背屈のROM（range of motion）訓練を指導するが，通院リハビリテーションを要する例はまれである。

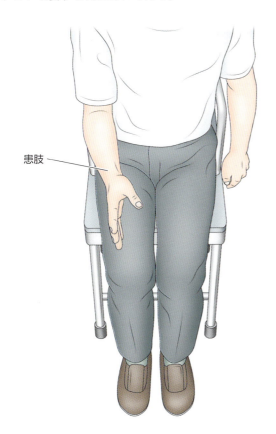

図8 再来時の巻き替え
患者は座位で患肢をちょうど「握手しようと差し出す手の形」をとらせて巻き替えを行う。

文献
1) 日本整形外科学会診療ガイドライン委員会／日本整形外科学会橈骨遠位端骨折診療ガイドライン策定委員会編. 関節外骨折に対して手術療法は保存療法より有用か？. 橈骨遠位端骨折診療ガイドライン2017. 改訂第2版. 東京：南江堂；2017. p34-6.
2) 髙畑智嗣. 橈骨遠位端骨折：モールドのないギプスはギプスではない. Bone Jt Nerve 2015；18：513-21.

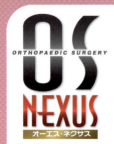

I. 橈骨遠位端・手関節骨折

橈骨遠位端骨折に対する経皮ピンニング

北海道整形外科記念病院肩・肘・手の外科センター　西尾　泰彦

Introduction

術前情報

　橈骨遠位端骨折，特に背側転位型Colles骨折は，上肢の骨折では日常診療で最もよく遭遇するものの1つであるが，保存療法後の骨折の再転位は誰もが経験するところであり，転位のあるColles骨折では従来の保存療法を行っても半数以上に再転位が起こることが報告されている[1]。

　経皮ピンニングによる治療は簡便であるため従来から広く行われてきた。クロスピンニング法は従来からある程度行われており，著者ら[2]の調査では多くの関節外骨折に対して有効な治療法であったが，橈骨長の保持と関節内骨折に対する関節面の整復が十分ではなかった。

　Kapandji[3]の報告したイントラフォーカルピンニングは，遠位骨片の背屈転位を防止する効果が高い利点があり一時盛んに行われたが，過矯正や関節内骨折への適応の問題点が指摘され，原法単独での高齢者への適応は困難であった。

　これらの結果を踏まえ，著者はX線透視下に小皮切により骨折線を直接整復し，鋼線の逸脱を予防するために内固定材料として螺子付きKirschner鋼線（K-wire）を用い，イントラフォーカルピンニングに加えて骨折部を固定するクロスピンニングを追加する方法により，橈骨の短縮を最小限に抑えることができ，良好な成績を収めてきた[4]。近年の掌側ロッキングプレートの普及に伴い，経皮ピンニング法が行われる機会はかなり減ったのが現状ではあるが，侵襲の少なさゆえにその有用性は今だ失われたわけではない。

●適応と禁忌

　背側転位型の関節外橈骨遠位端骨折が最もよい適応である。Dorsal tiltが5°以上で，徒手整復では完全な整復位を得られないもの，または整復位が得られても保存療法では再転位が危惧されるものを適応としている。

　禁忌は，不安定な骨片を有する関節内骨折，関節外骨折でも掌側の皮質骨が高度に粉砕している症例，感染の危険がきわめて高い症例などである。

●麻酔

　全身麻酔が望ましいが，もし自家麻酔で行うのであれば，Kulenkampff法による伝達麻酔が最適である。腋窩ブロックでも手術は可能であるが，主な鋼線刺入部である前腕の橈側が効きづらく，局所麻酔を併用することが多い。

手術進行

1. 皮切および伸筋腱間の剥離
2. 骨折の整復
3. 背側からイントラフォーカルピンを刺入
4. 橈側からイントラフォーカルピンを刺入
5. 橈骨茎状突起より逆行性に骨折部固定のピンニング
6. 骨折線の近位橈側より順行性に骨折部固定のピンニング
7. K-wire切断と閉創
8. 後療法

●手術体位

仰臥位で手台を用い，手掌を下にして前腕回内位で手術を行う。

術中内出血による腫脹の増大は整復操作の障害となるため，空気駆血帯を用いたほうがよいと考える。

●症例提示

65歳，女性。関節外型のColles骨折で，palmar tilt（PT）：－22°，radial inclination（RI）：18°，ulnar variance：3.5mmであった 図1a 。螺子付きK-wireを用いて，背側および橈側より2本のイントラフォーカルピンニングに加え，骨折部を固定するピンニングを橈骨茎状突起からと骨折部の近位橈側からの2本，計4本のピンニングを行った 図1b 。

骨癒合時のX線像では，PT：0°，RI：27°，ulnar variance：1mmであり，X線学的成績は良好であった 図1c 。

術後3カ月の時点で日常生活に不自由はなく，関節可動域は背屈80°，掌屈70°，回内90°，回外90°と良好な結果であった。

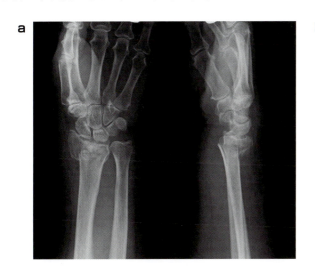
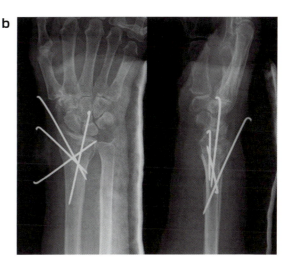
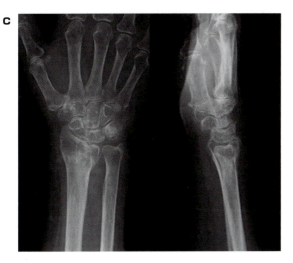

図1 関節外型Colles骨折
a：受傷時単純X線像
b：術直後単純X線像
c：術後3カ月単純X線像

❶ 螺子付きK-wireを準備する（高齢者に通常のK-wireを用いると，高頻度に鋼線の逸脱が起こる）。
❷ 関節内骨折の有無をCTなどで厳重にチェックする。この方法を関節内骨折に適応するには，月状骨窩の背・掌側の骨片間に不安定性がないことが必要である。

手術手技

1 皮切および伸筋腱間の剥離

　X線透視下に橈骨背側の骨折線をマーキングし，正面像でその中心に5mm程度の横皮切を加える 図2 。

　モスキート鉗子を挿入し，皮下および筋膜下の伸筋腱間を剥離して骨折線に到達する 図3 。多くの場合その部位は伸筋支帯の近位で，長母指外転筋と短母指伸筋の筋腹と長母指伸筋腱の間である。

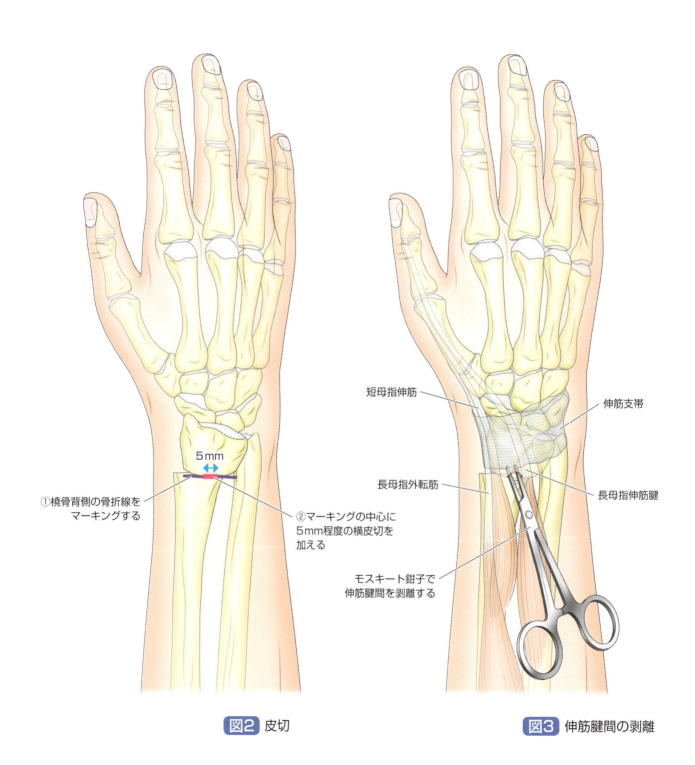

図2 皮切

図3 伸筋腱間の剥離

2 骨折の整復

　小エレバトリウムを骨折線より挿入し，X線透視でみながら先端を掌側の骨折線まで進める。その状態で骨折を徒手整復する 図4 。新鮮例であれば遠位骨片がエレバトリウムの上を滑るように移動するため，多くの場合整復は容易である。

> **コツ&注意　NEXUS view**
> エレバトリウムを梃子のように操作する場合は，掌側の皮質骨を破損するおそれがあるので，くれぐれも注意深く行う必要がある。

　受傷後1〜2週経過して徒手整復不能の場合は，骨折線より挿入したエレバトリウムで骨折線周囲を全周性に剥離してから，同様の整復操作を行う。掌側の皮質骨を正確に整復することが，橈骨長を保つためにはきわめて重要である。

　整復位が得られれば，エレバトリウムを保持することで整復位の維持は容易である。以後のピンニングはその状態で行っていく。

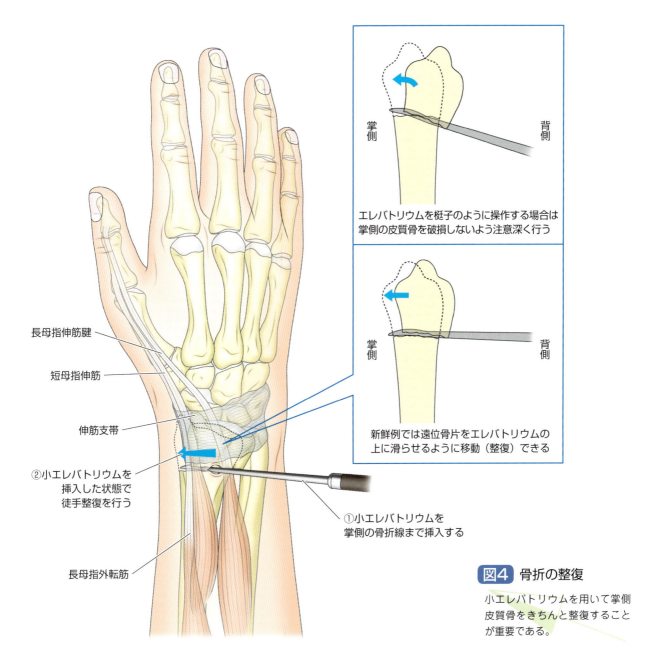

図4　骨折の整復

小エレバトリウムを用いて掌側皮質骨をきちんと整復することが重要である。

3 背側からイントラフォーカルピンを刺入

著者はSynthes社製の1.6mm径螺子付きK-wireを用いている。この材料費は創外固定用ピンとほぼ同等である。

①まず皮切のやや遠位よりK-wireを用手的に刺入し，伸筋腱を避けて骨折線に刺入する 図5。刺入長が短いとextension block効果が薄れ，palmar tiltの矯正損失をきたす原因となるため，最低でも3cmは刺入したほうがよい。②髄内へ十分刺入したらK-wireにドリルをセットし，③掌側皮質骨を少しだけ貫く 図5。

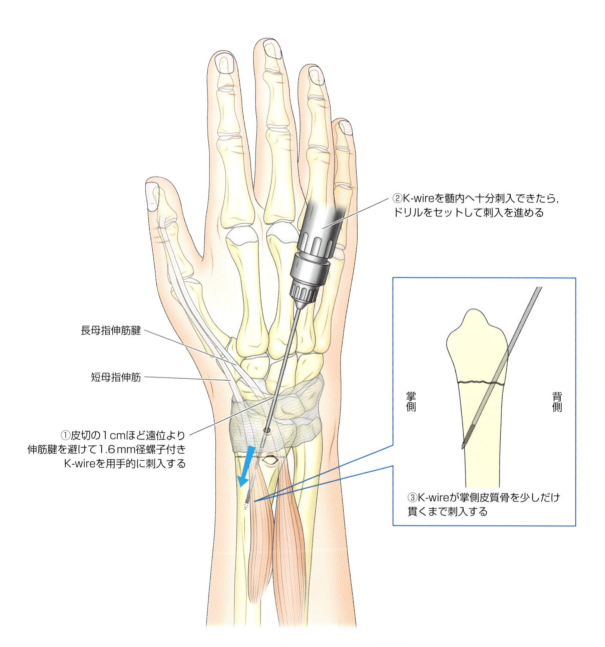

図5 背側からイントラフォーカルピンを刺入

4 橈側からイントラフォーカルピンを刺入

2本目のイントラフォーカルピンは橈側より刺入する。1本目と同様にX線透視下に骨折線上に小皮切を置き，モスキート鉗子を用いて長母指外転筋と腕橈骨筋の間を骨折線まで剝離する 図6a 。

皮切のやや遠位よりK-wireを用手的に刺入し，骨折線に刺入する。髄内へ十分刺入したら，K-wireにドリルをセットして掌側皮質骨を少しだけ貫く 図6b 。

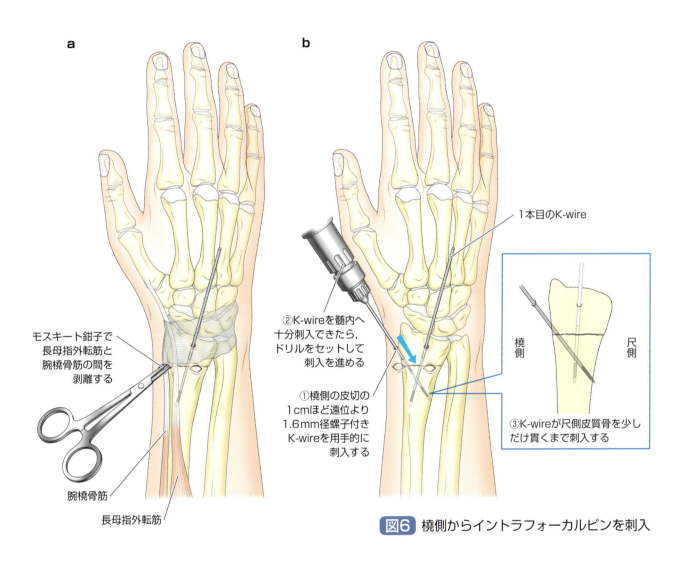

図6 橈側からイントラフォーカルピンを刺入

5 橈骨茎状突起より逆行性に骨折部固定のピンニング

　3・4本目は，骨折部を固定するクロスピンニングである。

　3本目のK-wireは橈骨茎状突起より逆行性に刺入するが，この部位は橈骨神経浅枝を保護する必要があるため，1・2本目と同様に小皮切下に皮下を十分に剥離する 図7a 。

　3本目のピンニング 図7b の際に骨折のアライメントが決まってしまうので，ピンニングを行う前にPTと掌側皮質骨の整復度を再度確認する必要がある。

> **コツ&注意　NEXUS view**
>
> **過矯正に注意する**
>
> 　過矯正は手関節の背屈可動域減少を招くおそれがある。背屈制限のほうが掌屈制限よりも日常生活動作（ADL）上問題になりやすいことを念頭に置くべきである。著者は術中のpalmar tiltが0〜10°の範囲に収まるようにしている。

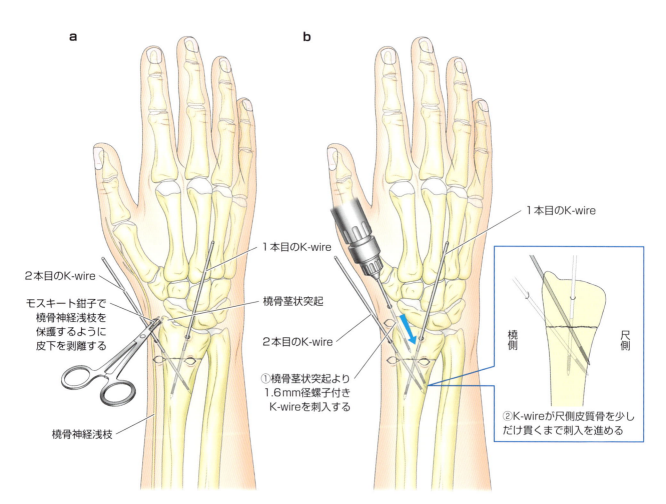

図7　橈骨茎状突起より逆行性に骨折部固定のピンニング

6 骨折線の近位橈側より順行性に骨折部固定のピンニング

クロスピンニングといっても，橈骨関節面の尺側から逆行性に刺入するのは好ましくない。なぜならこの場合K-wireが伸筋腱のコンパートメント内を通過するので，手指の運動制限をきたしやすいからである。従って最後のピンニングは骨折線の近位橈側より順行性に行う。このK-wire刺入部の剥離は2本目に用いた皮切が利用できる。

X線透視下にK-wireを1cm程度刺入したら，先端が橈骨関節面の尺側縁に向かうように方向を合わせてさらに刺入する 図8 。K-wireの先端が軟骨下骨に達したところで刺入をやめる。螺子付きK-wireのため，貫通させなくても通常の固定性に問題はない。

> **コツ&注意 NEXUS view**
>
> もし軟骨下骨で十分な固定性が得られないようであれば，K-wireの先端を遠位橈尺関節面の遠位掌側縁へ向け，先端をほんの少しだけ貫く。この部位は関節面にワイヤーが飛び出さず，運動時に引っかかることがないため比較的安全である。

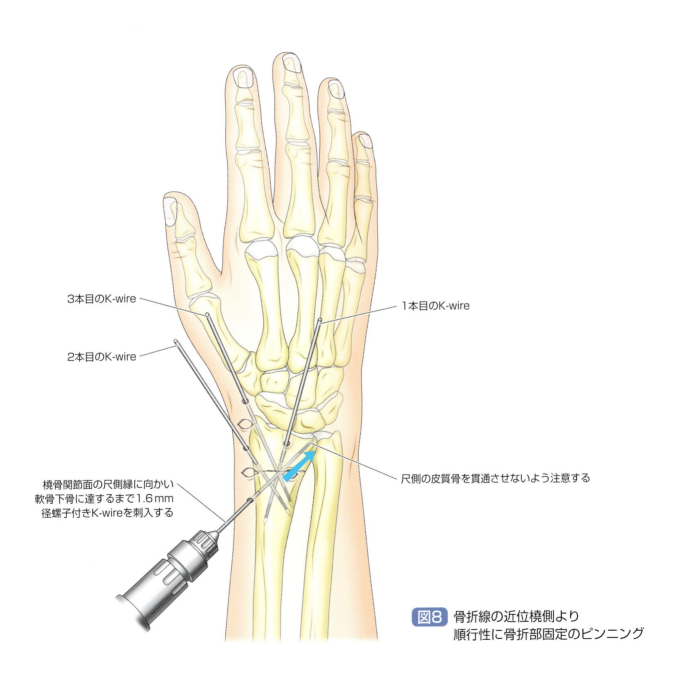

図8 骨折線の近位橈側より順行性に骨折部固定のピンニング

7 K-wire切断と閉創

抜去を容易にするため，K-wireの先端は体外からやや長めに出して切断する 図9 。

手関節および手指を他動的に動かしてK-wireが運動を障害していないことを確認し，3箇所の小皮切を閉創して手術を終了する。

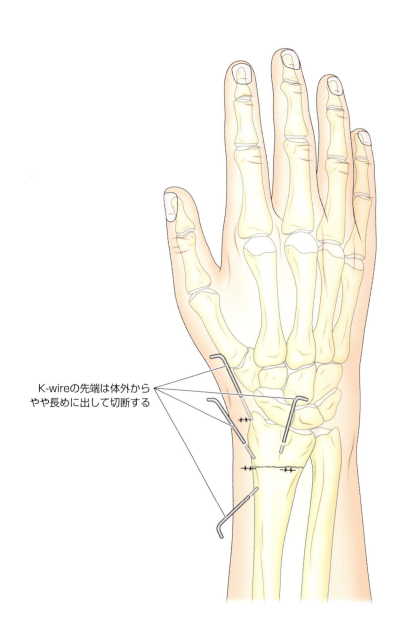

K-wireの先端は体外から
やや長めに出して切断する

図9 K-wire切断と閉創

8 後療法

術後は手関節のみのシーネ固定を行うが,その際手指の運動を障害しないために,シーネが遠位手掌皮線を越えないよう十分注意する 図10 。

手指の運動は術翌日より積極的に行わせる。ピンニングに問題がなければ,数日以内に手指の完全屈伸ができるようになるはずである。著者は手指の可動域を早期に獲得することが,複合性局所疼痛症候群(complex regional pain syndrome；CRPS)の発症を予防するのにきわめて重要と考えている。

術後4週でシーネを除去して手関節の可動域訓練を開始し,術後6週でK-wireを抜去する。これ以上早期に抜去すると,その後に矯正損失が進行するおそれがあるので注意が必要である。

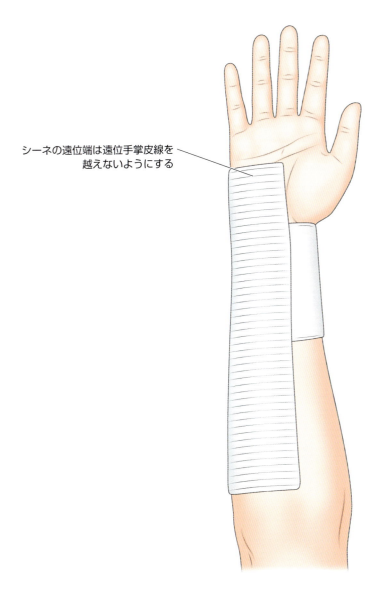

図10 シーネ固定

シーネの遠位端は遠位手掌皮線を越えないようにする

文献

1) 角家 健, 岩崎倫政, 三浪明男, ほか. Colles骨折における保存的治療例の経時的X線学的検討. 日手の外科会誌 1998；14：1015-8.
2) 西尾泰彦, 三浪三千男, 加藤貞利, ほか. 橈骨遠位端骨折に対するピンニング-術後3年以上経過例の臨床成績. 日手の外科会誌 1999；16：6-9.
3) Kapandji A. L'osteosynthese par double embrochage intrafocal. Ann Chir 1976；30：903-8.
4) 西尾泰彦. Modified Kapandji pinning法について. MB Orthop 2005；18(9)：22-7.

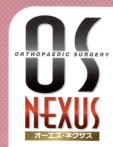

I. 橈骨遠位端・手関節骨折

橈骨遠位端骨折に対する掌側ロッキングプレート固定術

平塚共済病院整形外科・手外科センター　坂野　裕昭

Introduction

橈骨遠位端骨折の掌側ロッキングプレート固定術は，手術のgold standardになっている。ここでは基本的な掌側ロッキングプレート固定術の使用法を解説するとともに，難関関節内骨折と考えられる遠位縁部の骨折に対する基本的アプローチも紹介する。

術前情報

●適応と禁忌

手術適応は不安定型橈骨遠位端骨折で，受傷時と整復時のX線像でのパラメーターによって決定する。受傷時にpalmar tilt（PT）＜ー20°，ulnar variance（UV）＞10mm，または整復時や整復後1週間でPT＜ー5°，UV＞5mmで，関節面転位はgapまたはstep offが2mm以上，また粉砕関節内Smith骨折と遠位縁部骨折は手術適応である。

活動性のある高齢者に関しては壮年者と同様に扱ってよい。

●麻酔

麻酔は全身麻酔または上肢伝達麻酔で行われる。なお，全身麻酔に腕神経叢ブロックを併用すると麻酔深度を浅く保て，かつ術後の疼痛緩和にもなる。

●術前計画

単純X線像は健側も含めて3方向（正面，側面，facet view）を撮影して骨折部のアライメントをチェックし，整復目標の確認のために健側のパラメーターを測定する。また，通常の側面像とfacet viewで舟状骨窩と月状骨窩の関節面の状況を確認する。

CTはスライス厚1〜0.67mmで3D像とMPR像（矢状断と冠状断）を撮影して関節面の転位の状態と方向を認識し，整復法をシミュレーションする。

●手術時期

受傷後早期，遅くとも受傷2週間以内に行うことが望ましい。受傷後3週を経過すると瘢痕性の癒着が強くなる。ただし，高度の粉砕例は受傷3日以内の超早期か，受傷後10日ほど創外固定にて短縮を防止して手術を行う。

●手術体位と術中牽引

仰臥位で上腕部にターニケットを装着する。患肢を外転90°で示指と中指にフィンガートラップを装着して約4kgで水平牽引を行う。

手術進行

1. 皮切
2. FCR腱の展開と掌側FCR靱帯管の切開
3. 筋膜切開と背側FCR靱帯管の切開
4. 方形回内筋の展開と切開
   - 長母指屈筋腱の遊離
   - 方形回内筋の展開
5. 骨折部の展開と整復
6. 整復固定の基本的な流れ
   - プレート選択
   - 遠位設置または近位設置
   - 1 row plateか2 rows plateの選択
   - プレート形状
7. 関節外骨折の整復固定
8. 関節内骨折の整復固定
   - 関節面の整復法
9. 遠位縁部骨折の整復固定
10. 遠位骨片のスクリュー固定
11. 骨幹部の固定
12. 屈筋腱とプレートとの接触の確認
13. 閉創
14. 後療法

❶関節内骨折や遠位縁部骨折の治療では術前CTの3D像，MPR像は必須である
❷関節内骨折や遠位縁部骨折では骨折形態を理解し適切な内固定材料を選択する。
❸重大な合併症を回避するために，掌側傾斜の確実な整復を行い，固定後も屈筋腱との関係を観察し骨内異物除去術の必要性を判断する。

手術手技

1 皮切

　術後の有痛性瘢痕形成を防ぐため，橈側手根屈筋（flexor carpi radialis；FCR）腱の直上かつ橈骨茎状突起の高さで，遠位手首皮線を越えない位置から近位に波状切開を加える 図1 。縦切開でも問題ないが，有痛性のケロイド瘢痕を形成する場合がある。

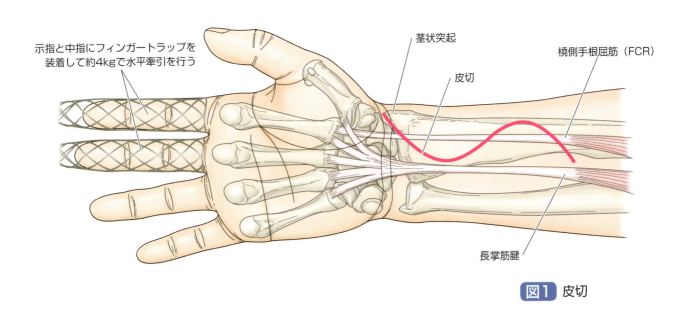

図1 皮切

2 FCR腱の展開と掌側FCR靱帯管の切開

皮下を剥離してFCR腱に至る。腱鞘を♯15メスで切開し，腱を展開する。限られた皮切で手関節掌側を大きく展開するには，FCR腱の可動性を獲得することが重要である。

筋膜切開の前に皮切遠位部で小筋鉤を用い皮下の軟部組織を剥離すると，掌側の靱帯管が露出されるので可及的遠位までメスで切開する 図2 。この際，表面を血管が横走していることが多いのでバイポーラーを使用して凝固しておくと不要な出血はない。

> **コツ&注意　NEXUS view**
> 橈骨遠位掌側面をしっかり展開するには皮切を延長するのではなく，FCR腱の可動性を獲得するために靱帯管を切開する。

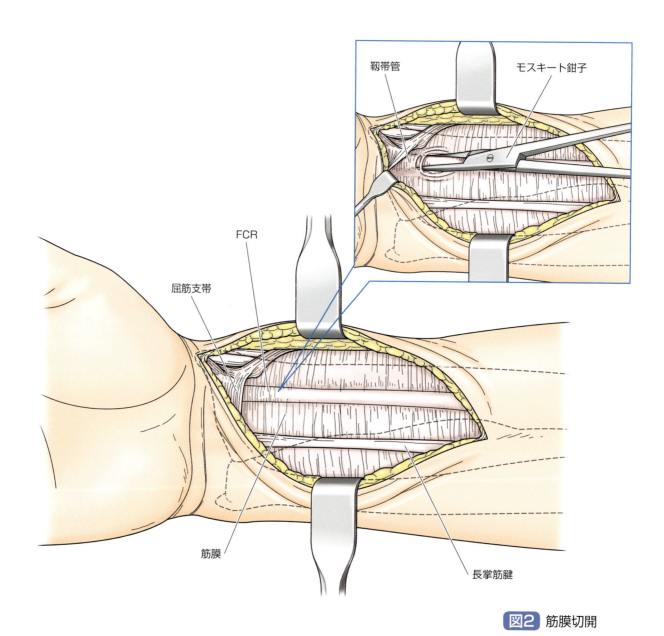

図2　筋膜切開

3 筋膜切開と背側FCR靱帯管の切開

　前腕筋膜は，FCR腱を遊離して尺側へよけ，縦切開を加えて進入する．この際に正中神経の手掌枝が種々のバリエーションで筋膜上を走行していることが多いので，切開時には損傷しないように注意する．また，筋膜切開ではときに正中神経が癒着している場合があるので神経損傷に注意して切開する．

　著者らは皮切中央やや近位の部位で♯15メスで1cm程度切開し，モスキートペアンで筋膜下の癒着を剥離して近位と遠位に切開している．この際，ナイロン糸で2～3箇所マーキングをしておくと閉創時に筋膜が同定しやすく便利である．

　前腕筋膜を切開してFCR腱を尺側によけると靱帯管の深部が展開されるので，この部分も切開することで橈骨遠位関節面掌側が大きく展開する重要なポイントである 図3 ．

> **コツ&注意　NEXUS view**
> 　FCR腱の可動性を獲得するためにFCR靱帯管は，掌側背側とも十分に切開することが重要である．
> 　前腕筋膜は切開時にマーキングしておかないと閉創時には同定困難になることが多い．

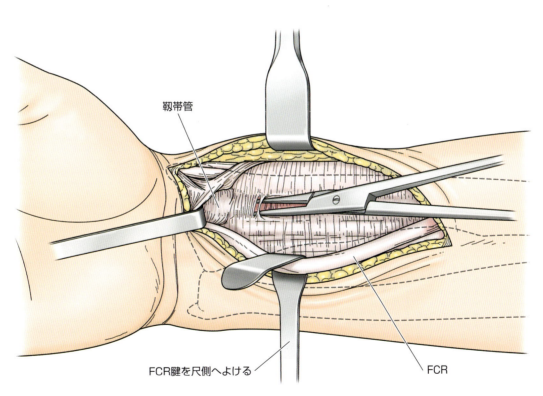

図3　FCR靱帯管切離

4 方形回内筋の展開と切開

長母指屈筋腱の遊離
　母指を他動的に動かすことで長母指屈筋腱が同定できる。この橈側を剥離剪刀で鈍的に剥離する。橈骨動脈から正中神経と長母指屈筋への数本の栄養血管があるのでこれは凝固切離する。長母指屈筋の橈骨付着部は遠位1〜2cmは切離して問題ない。

方形回内筋の展開
　長母指屈筋を尺側へよけると横走線維の方形回内筋が展開できる。方形回内筋の表面が癒着している場合は，剥離剪刀で深指屈筋や周囲の滑膜との癒着を切離して良好な視野を獲得する。27G針を掌側より橈骨手根関節に刺入して関節を同定した後，尺側の結節部を触知する。

　方形回内筋はこの結節部を越えないようにT字切開して骨膜を剥離する。この際，遠位のintermediate fibrous zone（IFZ；方形回内筋遠位縁から橈骨遠位関節面掌側の靱帯までの間に存在する軟部組織で，薄い線維性組織である。その長さは個人差が大きく1cm超の人から数mm程度の人まで種々存在する 図4a）では極小ラスパトリウムまたは#15メスを用いると剥離しやすい。

　筋腹自体は橈側縁から1cm以上残して縦切開を加え切離する。この際，縫合に備えて丁寧に剥離し温存する 図4b。

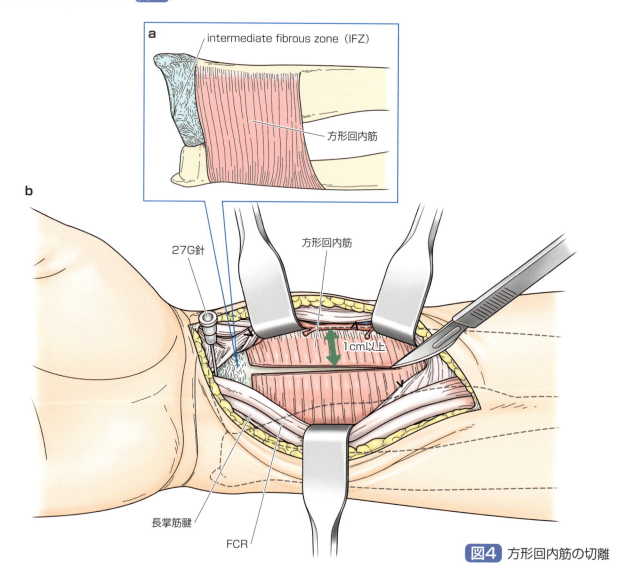

図4 方形回内筋の切離

5 骨折部の展開と整復

骨折部を新鮮化し掌側骨片の転位を同定する。ここからは使用する固定材料により手技が異なってくるため，著者の開発したStellar 2®プレート（Hoya Technosurgical社）を使用した手技を記載する。汎用性のある手技も多いので，他の内固定材料を使用する場合も参考にしていただきたい。

6 整復固定の基本的な流れ

関節内骨折はまず関節面を整復し，Kirschner鋼線（K-wire）で仮固定を行うことで関節外骨折として扱うことができる。

次に骨幹端部の整復である。背側転位型であればcondylar stabilizing（CS）法で，掌側転位型であればbuttress固定で整復固定する[3]。

プレート選択

プレートサイズは橈骨遠位部の約80％がプレートで被覆できるサイズを選択する。平均的な日本人女性ではプレート遠位幅は22mm程度である。

遠位設置または近位設置

合併症は手技に注意を払うことで回避できるものも多いが，インプラントに起因するものもある。最も回避しなくてはならない合併症が屈筋腱断裂であるので，腱損傷をきたしにくい近位設置型を選択することが重要である[4]。

しかし，骨折形態によっては近位設置型では固定性不良な場合は躊躇せずに遠位設置型を選択するべきである。また，遠位縁部骨折では骨折型が関節内骨折か関節外骨折か，そして月状骨窩での長軸方向の掌側骨皮質の長さ（図5参照）が7mm以上か未満かで判断している 表1 。

関節外骨折は原則として近位または遠位設置型プレートで可能である。ただし，例外として遠位縁骨折のなかでのmarginal fractureと月状骨窩掌側皮質の粉砕を伴う場合は，rim plateとよばれる遠位縁部専用のプレートの適応になる。

関節内骨折に関しては関節面の整復ができていれば，掌側皮質長が7mm以上であれば近位または遠位設置型プレートで対応できる。7mm未満ではrim plateの適応と考える。

		骨折型	
		関節外骨折	関節内骨折
月状骨窩のrim：長軸方向の長さ（r mm）	10≦r	近位設置型	近位設置型
	7≦r<10	近位設置型 遠位設置型	近位設置型 遠位設置型
	r<7	近位設置型 遠位設置型 ※rim plate	遠位設置型 rim plate

※rimの粉砕例はrim plateを選択

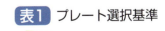

表1 プレート選択基準

Marginal fractureは除く

1 row plateか2 rows plateの選択

関節外骨折では1 row plateで十分であるが[2]，関節内骨折では関節面の保持性から考えると2 rows plateが選択される．また，ときに議論の対象になるmonoaxial plateまたはpolyaxial plateの選択については，術者の主義や経験でよいと考えている．ただし，プレート形状は重要であり，橈骨茎状突起側へ張り出した形状が必要である．特にwatershed lineでの関節内骨折で近位設置型を選択する場合は必須と考えている．

プレート形状

通常の遠位での関節内骨折では月状骨窩の掌側骨皮質の長さが短く，舟状骨窩の掌側骨皮質がある程度保たれていることが多い 図5 。

関節面が整復されていれば，月状骨窩の掌側にプレートが当たらなくても舟状骨窩掌側で支持できれば固定性は得られる．

現在流行のwatershed lineを意識したプレートでは，この健常な舟状骨窩の骨片はスクリューのみの固定で掌側からのプレートによる支持固定ができない 図6 。

> **コツ&注意 NEXUS view**
> 背側転位型はCS法で，掌側転位型はbuttress固定での整復固定が原則である．

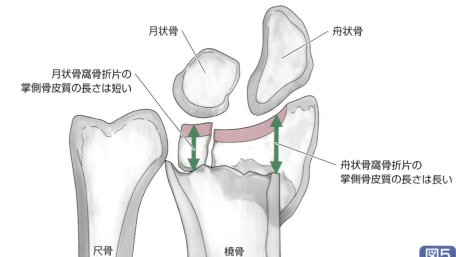

図5 定型的骨折パターン

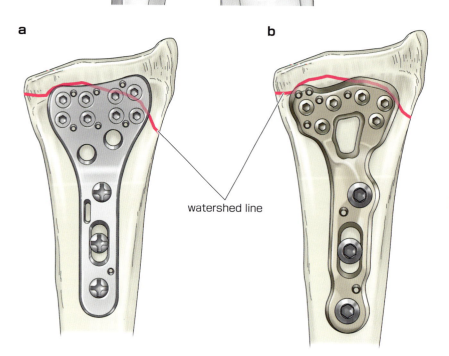

図6 プレート形状の違い

プレート中央から尺側は屈筋腱の滑走床であるためプレートはwatershed lineを越えてはならないが，橈側ではこれを越えることで，舟状骨窩骨折片の掌側よりbuttress支持が可能である（a）が，watershed line内に収まる場合は掌側支持に欠ける（b）．

7 関節外骨折の整復固定

掌側の骨折部を整復する．背屈転位が軽度であれば，枕を手背に入れて手関節掌屈を確保することでPTは獲得できる．しかし，背屈転位が強い場合はCS法を行っている．

CS法ではプレート近位部を持ち上げて，遠位部骨片を固定する 図7a 。次いでプレート近位部を骨幹部に整復することで関節面の整復が得られる方法である 図7b 。この方法は確実に掌屈位が獲得できる優れた方法であるが，プレート設置位置やチルトアップの角度の設定や保持にやや難しい部分がある．

Stellar 2®プレートでは遠位のロッキングスクリューは15°掌側へ傾斜しているので，至適PTを10°程度とするとロッキングスクリューが橈骨関節面のやや背側で関節に最も接する角度に設定することになる．この位置を決めるのにチルトアップのジグを使用してもよい．プレート選択としては，現在は2 rows plateの使用が非常に多くなっている．

> **コツ&注意 NEXUS view**
> CS法は遠位2列をスクリュー固定するが，もしも骨折線の位置が遠位にあり近位列のスクリューが遠位骨片に入らない場合は，掌側皮質の破損を防止するため遠位列のみ固定する．

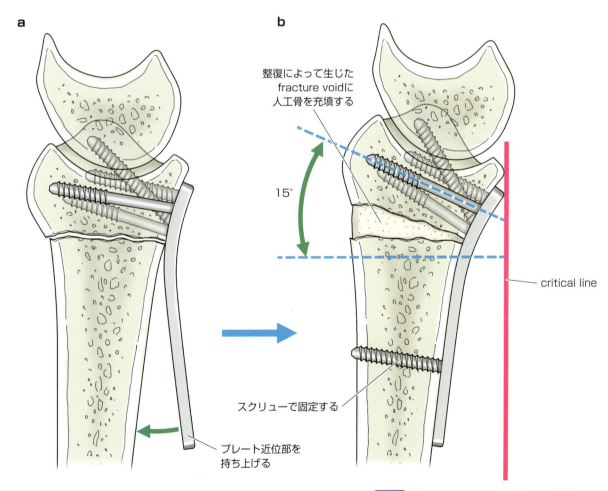

図7 Condylar stabilizing（CS）法

8 関節内骨折の整復固定

透視下または鏡視下での整復が行われる。ここでは透視下整復に関して解説する。

術前のCT像からおおよその骨折形態をイメージして透視を確認する。透視像を確認する際には通常の側面像で月状骨窩を22°遠位を挙上したfacet viewで舟状骨窩を観察する 図8 。0～22°を順次確認することで関節面の転位や整復を全体的に把握できる。また，正面像では関節面のgapやstep-offの同定に非常に有用である。

牽引下での手術では矢状面でのgapは整復されるため，基本的には関節面の適合性を整復することになる。骨折線が斜めに走行することもあるため適宜斜位像も利用する。関節内骨折は整復し，鋼線で仮固定できれば関節外骨折と同様に治療できる。

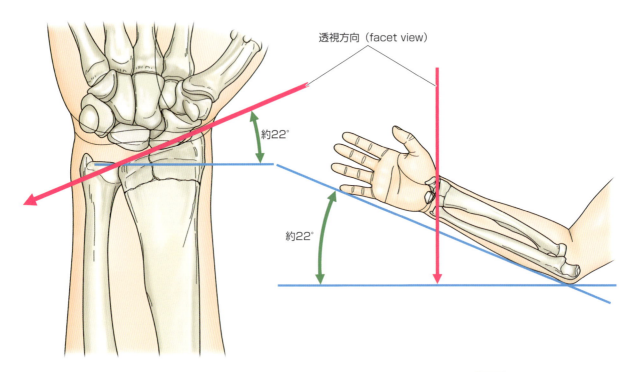

図8 舟状骨窩の観察

関節面の整復法

基本的にはジョイスティック法で整復する。関節内骨折のパターンは基本的に矢状面骨折，冠状面骨折，中央陥没骨折の3パターンとその複合である。従ってこの各転位の整復をマスターすれば，すべての関節内骨折の整復ができることになる。

・矢状面骨折

Gapを有する転位が多く，徒手的または骨整復鉗子（AOポイント付き整復用鉗子）で橈骨茎状突起と尺骨遠位部で圧迫することで整復できれば，橈骨茎状突起よりK-wire 2本を軟骨下骨近傍に刺入することで固定できる 図9a 。

Step-offは月状骨窩が陥没している場合は極小エレバトリウムまたはK-wireで髄内より挙上して整復し，橈骨茎状突起から鋼線固定を行う。舟状骨窩は多くは橈骨茎状突起の骨折に伴う転位であるので，橈骨茎状突起に刺入したK-wireでのジョイスティック法で整復し，そのK-wireを尺側へ刺入することで固定できる 図9b 。

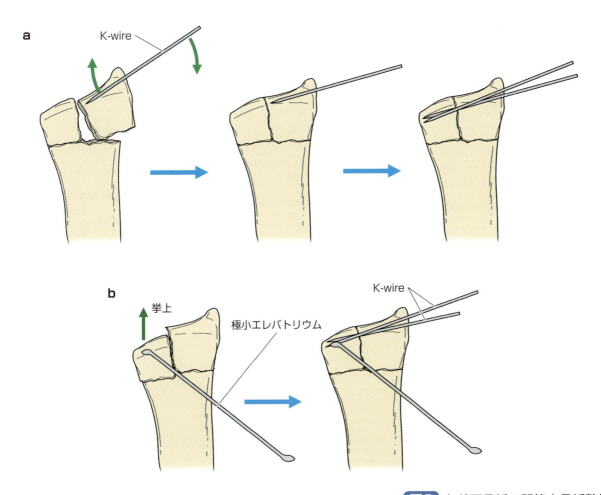

図9 矢状面骨折の関節内骨折整復法

・冠状面骨折

　矢状面からみて関節面の曲率が大きい場合や小さい場合があり，健側と同程度に整復する必要がある。Step-offを伴うこともあるので，すべてジョイスティック法で整復固定を行う 図10a 。掌側骨片の転位であれば掌側からK-wireを刺入して整復を行う。整復ができればそのままワイヤードライバーで背側の骨片を固定し，背側の皮膚上にK-wireを引き抜く。掌側・背側骨片が転位している場合は各骨片にK-wireを刺入し，ジョイスティック法で整復する。K-wireはすべて背側の皮膚上に貫通させて固定する 図10b 。

・中央陥没骨折

　骨折部より挿入した極小エレバトリウムやK-wireを用いて中央陥没部位を挙上し整復する。冠状面の骨折では橈骨茎状突起からK-wireを刺入し，矢状面骨折では掌側または背側より刺入し固定する[1] 図11 。

> **コツ&注意 NEXUS view**
> 関節内骨折はジョイスティック法を基本とする。整復は基本パターンを認識して組み合わせて行う。

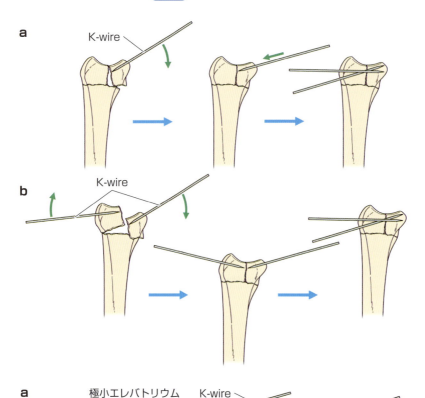

図10 冠状面骨折の関節内骨折整復法

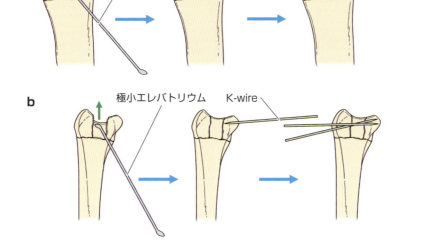

図11 中央陥没骨折の関節内骨折整復法

9 遠位縁部骨折の整復固定

プレート選択の項目で記載した基準に従ってプレートを選択する。近位設置型や遠位設置型は通常通りの固定法で問題ない。

月状骨窩で掌側の骨皮質を直接支持できない場合でも，関節面が整復されていれば月状骨窩と舟状骨窩の骨片をロッキングスクリューで固定し，舟状骨窩の骨片を掌側でプレート支持できれば2 rowsのロッキングスクリューによる強固な関節面固定効果で骨折部の転位は防止できる。

舟状骨窩である橈側骨片は掌側からプレートでbuttress支持され，背側は4本のロッキングスクリューで固定されている 図12 。

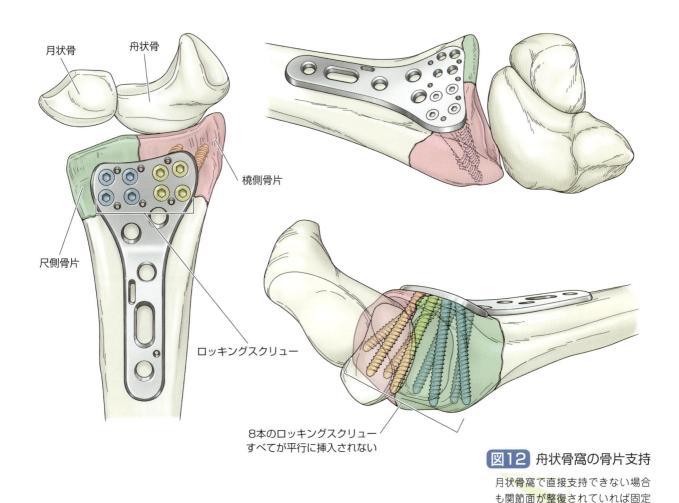

図12 舟状骨窩の骨片支持
月状骨窩で直接支持できない場合も関節面が整復されていれば固定できる。

月状骨窩である尺側骨片も4本のロッキングスクリューで固定されており，8本のロッキングスクリューはすべてが平行に挿入されないcross locking mechanismで強固に関節面固定を行う 図13 。

　Rim plateは掌側縁部からスクリュー固定するためにプレート長軸に対するロッキングスクリューの掌側への傾斜角度はほぼ0°で，状況によってはマイナスになる場合もある。遠位骨片を固定してCS法での整復となることが多いが，関節面の粉砕が強くCS法が困難な場合は背側切開を加えて関節面の掌屈を獲得し，人工骨補填などを行う場合もある。

> **コツ&注意 NEXUS view**
> 遠位縁部骨折ではrimの粉砕の有無，関節内骨折であれば整復の可否，そして月状骨窩掌側皮質骨長で方針を決める。

> **トラブル NEXUS view**
> プレート固定後に骨折部の固定性に不安が残る場合は，創外固定の併用を検討する。

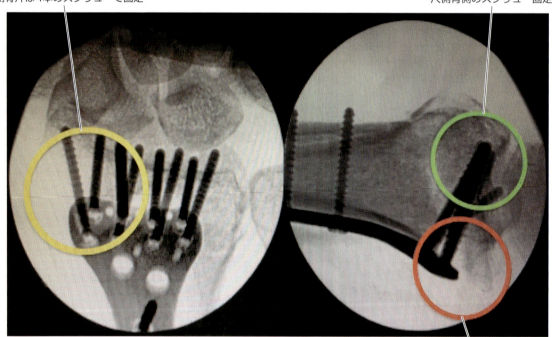

橈側骨片は4本のスクリューで固定　　　　尺側背側のスクリュー固定

尺側骨片掌側にプレートは届かない

図13 Cross locking mechanism

10 遠位骨片のスクリュー固定

　関節内に穿破しないように透視下で側面像を0〜25°の範囲で挙上させ，確認しながらロッキングスクリューを挿入する。

　透視は至適挿入部位の同定には側面像が最も重要であるが，背側のスクリュー突出を防止するには，側面から回外方向への斜位像が遠位橈側のスクリュー挿入に，側面像での近位骨幹部背側ラインの延長線を越えないようにスクリュー挿入することが，尺側スクリュー挿入に重要である 図14 。

　屈筋腱断裂防止の観点からPTの整復不良とプレート遠位部の浮き上がりは避けなければならない。プレート遠位端に介在物がなく浮き上がる場合は，圧迫鉗子でプレートを骨に圧着してスクリューを挿入する。

> **トラブル NEXUS view**
> プレート固定後にプレート遠位の浮き上がりが確認された場合は，いったん抜去して圧着固定後再度スクリュー固定を行う。

> **コツ&注意 NEXUS view**
> 遠位スクリューの挿入では関節内に穿破しないように側面透視像を慎重に観察する。スクリュー長は選択に迷う場合は短いほうを選択する。

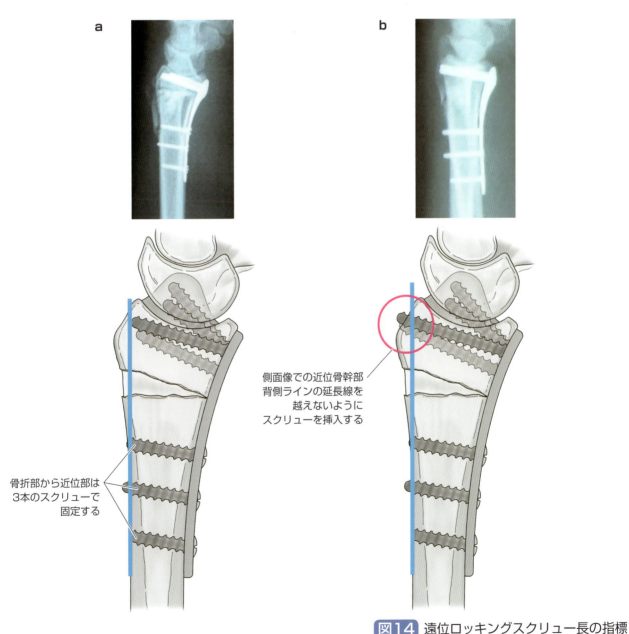

図14 遠位ロッキングスクリュー長の指標

11 骨幹部の固定

　関節面や骨幹端部の整復が得られたら骨幹部のスクリュー固定を行う。通常骨折部から近位部は3本のスクリュー固定で十分である。骨質の良好な場合は皮質骨スクリューで固定するが，固定性が不安な場合はロッキングスクリュー固定を行う。骨幹部での骨質の判断はドリリングの際の抵抗で判断できる。

12 屈筋腱とプレートとの接触の確認

　すべての内固定作業が終了したら，手関節中間位および背屈転位で他動的に母指・示指・中指の伸展屈曲を行い，長母指屈筋腱，示指および中指深指屈筋腱がプレートと接触しないか確認する 図15 。背屈位で接触する場合は骨内異物除去術※の適応と判断する。中間位でも接触する場合は術後早期での骨内異物除去術の適応と判断する。

　まれに，プレートと骨の間に長母指屈筋腱が入り込んでいる場合があるので，必ず腱の可動性を確認する。

※骨内異物除去術
　背側のスクリュー突出がある症例も伸筋腱断裂防止の観点から抜去対象としている。
　遠位設置型やrim plateを使用した場合は確実に4カ月以内に骨内異物除去を行う。

コツ&注意 NEXUS view
屈筋腱損傷防止のためにプレートとの接触の有無は固定完了後に必ず確認する。

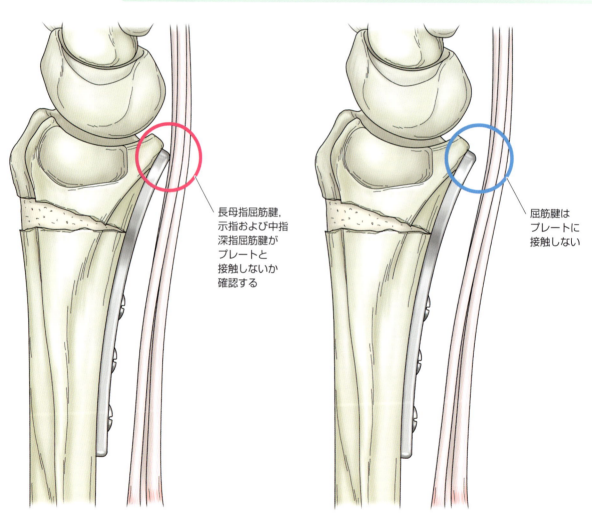

図15 屈筋腱とプレートとの接触の確認
a：このケースのように接触する場合は早期の骨内異物除去の適応とする。
b：接触のない場合は骨内異物除去については患者と相談して決める。

13 閉創

　方形回内筋を縫合する。VICRYL®（Ethicon社）などの吸収糸で筋肉全層を縫合する。展開時にマーキングを行った前腕筋膜を縫合する。筋膜の縫合は臨床成績に関与しないが，骨内異物除去術の際には癒着が少なく安全に操作できるメリットがある。

14 後療法

　術直後より積極的に可動域訓練を奨励する施設もあるが，三角線維軟骨複合体（triangular fibrocartilage complex；TFCC）損傷の合併率が高いので，術後3週間は手関節を掌側アルミ板内蔵の手関節サポーターで固定している。ただし，手関節の可動域訓練は関節外骨折では翌日から，関節内骨折および遠位縁部骨折では術後1週から行っている。

文献

1) 坂野裕昭. 関節内骨折に対する掌側ロッキングプレートの応用. J MIOS 2009；52：35-43.
2) 坂野裕昭, 瀧上秀成, 齊藤知行, ほか. 不安定型橈骨遠位端骨折に対するStellarプレートによる掌側ロッキングプレート固定術. 骨折 2007；29：661-5.
3) 坂野裕昭. 橈骨遠位端骨折に対する掌側ロッキングプレートを用いた整復固定術. 整形外科 Knack & Pitfalls 骨折治療の要点と盲点. 松下　隆編. 東京：文光堂；2009. p92-4.
4) 坂野裕昭. マルチセンタースタディによる橈骨遠位端骨折に対する掌側ロッキングプレート固定術の術後成績と合併症. 日整会誌 2009；26：S236.

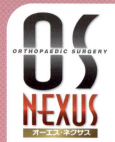

I. 橈骨遠位端・手関節骨折

橈骨遠位端骨折後変形治癒に対する矯正骨切り術

大阪大学大学院医学系研究科器官制御外科学（整形外科） 村瀬 剛

Introduction

術前情報

　橈骨遠位端骨折は1年間に全人口の0.3%が受傷し，女性の6%が人生で一度受傷する頻度の高い骨折であり[1]，変形治癒はギプスによる保存療法の23%に発生する[2]。いわゆるフォーク状変形に可動域障害，疼痛を伴うことが多く，日常生活動作（activities of daily living；ADL）の低下を招くことが明らかになっている[3]。

　矯正骨切り術に関しては，1970年代後半にFernandez[4]が報告した単純X線像を用いて計算した台形状の移植骨を背側から挿入する手術法が長らくスタンダードとされてきた。しかし，X線像で入念に計算して整形した腸骨を移植しても，実際には10°以上の誤差が生じた症例が1/3にのぼり，矯正不足の症例では可動域障害と疼痛が残存したことが後に報告されている[5]。

　著者らは，上肢変形矯正の三次元コンピューターシミュレーションを実際の手術で実現する手段として，樹脂製の患者適合型手術器械（patient matched instrument；PMI）を開発して臨床応用を行ってきた[6〜8]。PMIは，患者CTデータを用いて行った矯正シミュレーションに基づいて作製され，骨の特徴的表面形状に適合するように患者ごとに設計された手術器械である。

　PMIを用いて骨切り前にスクリュー孔の作製を行えば，矯正と掌側ロッキングプレート固定が同時に可能となる。加えて，患者ごとに異なる矯正後の橈骨遠位掌側面に適合した形状のカスタムメイドプレートも開発し，実用化している。PMIと組み合わせて使うことで，シンプルな手術手技で正確な矯正が可能となる。

●適応と禁忌

　健側と比べて20°以上の背・掌屈，尺屈変形，3mm以上の短縮を目安とし，疼痛，可動域制限，違和感などによる日常生活で不便を訴えることが適応となる。変形の程度が強くても，高齢により活動性が低下していれば不便を訴えないことも多い。患者の愁訴をよく聴取し，リスクベネフィットを十分説明したうえで手術適応を決める。

　高度な骨粗鬆症では，術後の骨折などのリスクが高くなる。テリパラチドを術前1〜3カ月前より投与する，無理な橈骨延長は行わずに尺骨短縮術を組み合わせる，などの配慮が必要である。

●麻酔

　自家腸骨移植を行うため，通常全身麻酔とする。

手術進行

1. 皮切および展開
2. PMIの設置とプレドリリング
   - PMIの設置
   - プレドリリング
3. 骨切り
   - 橈骨の骨切り
   - 骨切り部の開大
   - 骨膜などの切離
   - 尺骨骨切り
4. プレート固定
5. 骨移植
6. 後療法

●手術体位

仰臥位で，手台を用いる。

●PMIとカスタムメイドプレートの作製

CT撮影法

体位は，腹臥位で両上肢挙上位とする。撮影時に頸椎を後屈させ，前腕最大回外位とする。撮影範囲は前腕全長（近位は尺骨肘頭，遠位は橈骨茎状突起が確実に入る範囲）とし，撮影条件は管電圧120 kV，管電流30 mA，スライ1.25 m，スライピッチ0.562：1を著者らは用いている。実際の運用では，CTデータ（Digital Imaging and COmmunications in Medicine；DICOM）を帝人ナカシマメディカル社の専用サーバーを通してアップロードするか，CD-Rを送付する。

術前シミュレーションとPMI・カスタムメイドプレートのデザインの決定

CTコンピューター骨モデルを用いて健側と比較した変形評価が送られてくるので，専用ビューワーで確認する。シミュレーションは診断行為なので，経験をもった医師が矯正や延長の程度，掌側プレートの位置のシミュレーションを最終決定する。

骨粗鬆症患者における橈骨の過度の延長は，術後矯正損失などの問題を起こす可能性があるため，適宜尺骨短縮を組み合わせた矯正シミュレーションを行う。

シミュレーションをサーバーにアップロードする。シミュレーション結果に基づいてPMI・カスタムメイドプレートのデザイン案が送られてくるので，必要に応じて修正を要請し承諾の後，最終デザインを決定する 図1a，図1b。最終デザイン決定後，2〜4週間程度でPMI・カスタムメイドプレートが作製され，病院に納品される 図1c，図1d。

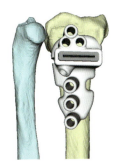
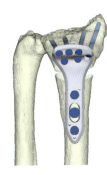
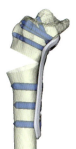
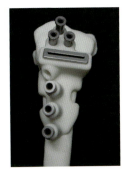
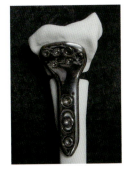

図1 PMIとカスタムメイドプレートのデザイン

a：PMIのデザイン
b：カスタムメイドプレートのデザイン
c：PMIの実物
d：カスタムメイドプレートの実物

❶適応は変形の程度，患者の年齢，アクティビティ，要望も踏まえて慎重に行う。
❷シミュレーションとPMI・カスタムメイドプレートデザインについて術前に十分，担当技術者と検討する。
❸骨粗鬆症の強い患者では術前よりテリパラチドの投与を考慮する。
❹変形や短縮の大きい症例では，無理をせずに尺骨短縮を併用する。

手術手技

1 皮切および展開

　橈側手根屈筋腱上に6〜8cmの皮切を置き 図2a，前腕腱膜を橈側手根屈筋腱の橈側で鋭的に縦切開する 図2b。

　屈筋群・正中神経を尺側に避け，方形回内筋を橈側から骨膜下に剥離して橈骨遠位掌側を露出する 図2c，図2d。骨皮質上に軟部組織を残さないように丁寧に剥離する。

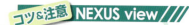

> **コツ&注意 NEXUS view**
> PMIを正確に設置するために，遠位・近位とも骨膜下に十分掌側骨皮質を露出する。露出範囲に関しては，シミュレーション画像を参照するか，実際にPMIを仮設置しながら広げていくとよい。

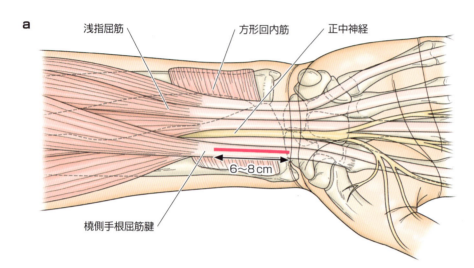

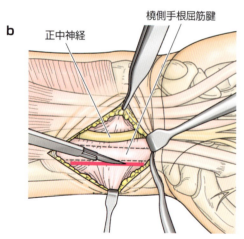

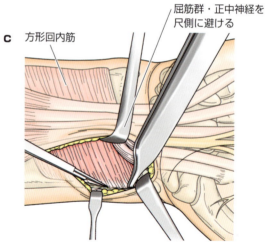

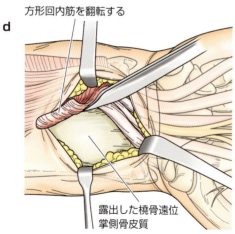

図2 皮切および展開

a：橈側手根屈筋腱に沿って6〜8cmの縦皮切を置く。
b：橈側手根屈筋腱の橈側で前腕腱膜を切開する。
c：屈筋群・正中神経を尺側に避けて，方形回内筋を橈側付着部で切離する。
d：方形回内筋を骨膜下に剥離し，尺側に翻転して橈骨遠位掌側骨皮質を露出する。

2 PMIの設置とプレドリリング

PMIの設置

PMIを橈骨遠位掌側の骨皮質形状に合わせて設置し 図3a，その辺縁が骨に密着していることを確認する。

位置確認用Kirschner鋼線（K-wire）を下図のドリルスリーブを通して刺入して，ワイヤー先端が橈骨茎状突起先端に位置していることを確認して仮固定を行う 図3b。

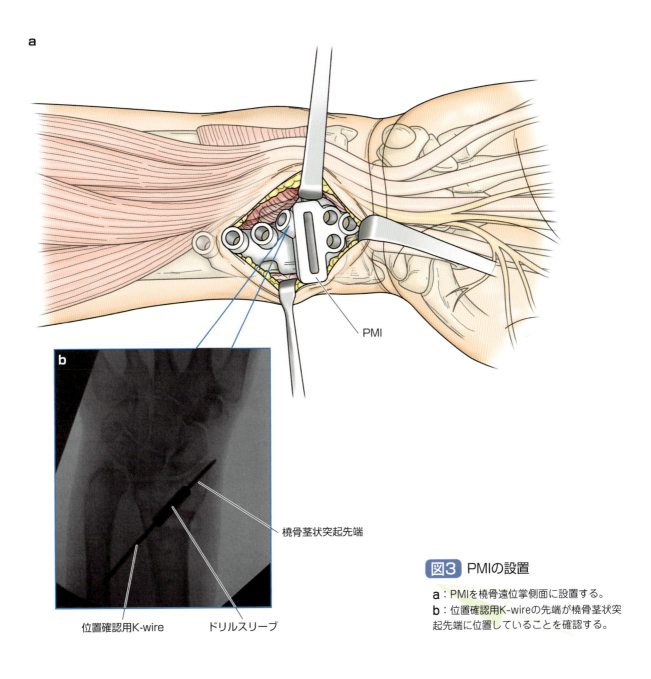

図3 PMIの設置
a：PMIを橈骨遠位掌側面に設置する。
b：位置確認用K-wireの先端が橈骨茎状突起先端に位置していることを確認する。

プレドリリング

　遠位および近位のドリルガイド孔に金属製のドリルスリーブを設置して，ドリリングを行う 図4 。変形量の少ない症例では近位すべてのドリリングを行ってよい。

　一方，シミュレーション通りの矯正や延長が危惧される変形量の多い症例では，楕円ホール用のプレドリリングのみにとどめる。これにより，軟部組織の緊張の程度に応じて橈骨延長量を術中に調整できるようになる。

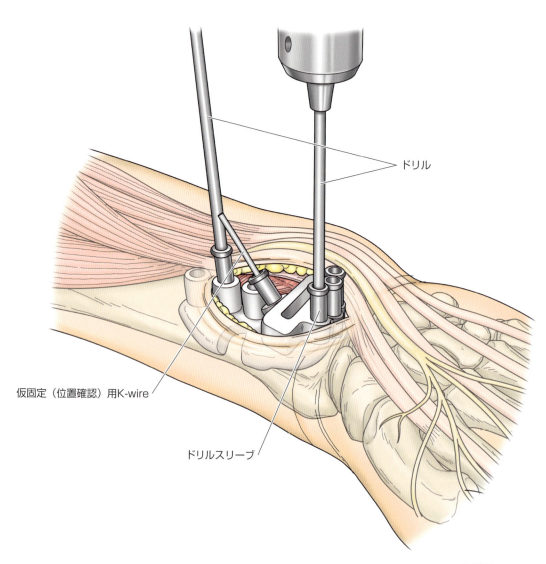

図4 プレドリリング
K-wireで仮固定後，PMIに挿入したドリルスリーブ越しにプレドリリングを行う。

3 骨切り

橈骨の骨切り

金属製の骨切りスリットをPMIに設置して骨切りを行う 図5 。この際，伸筋腱の損傷を避けるため橈骨掌側骨皮質は骨切りするが，背側骨皮質まで完全には切らないようにする。

掌側の骨切りがある程度できればPMIを除去し，掌側の骨切り面を通して1.2 mm径程度のC-wireで背側骨皮質に向けてミシン目状にドリリング（マルチプルドリリング）を行う 図6a 。その後，骨ノミを使って骨切りを完成させる 図6b 。

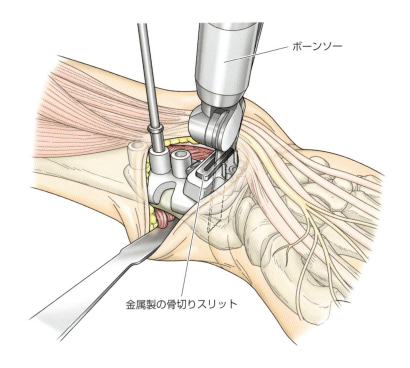

図5 橈骨の骨切り
PMIに設置した金属スリット越しに橈骨の骨切りを行う。

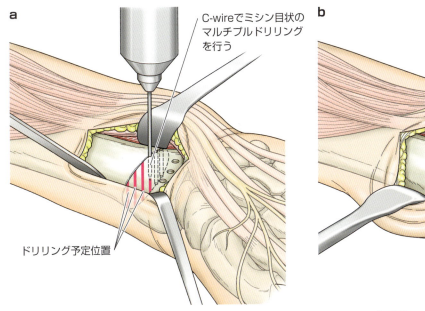
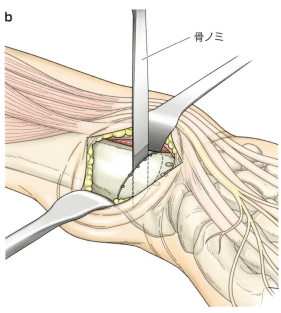

図6 骨切りの完成
a：掌側の骨切り部を通して，C-wireで背側の皮質骨にミシン目状のマルチプルドリリングを行う。
b：骨ノミで骨切りを完成させる。

骨切り部の開大

骨切り断面部にラミナスプレッダーを挿入して骨切り部を開大する 図7。骨切り断面の骨折を避けるためにこの操作は愛護的に行う。

骨膜などの切離

矯正や延長の妨げとなる周囲の骨膜などを同定して切離する。腕橈骨筋腱の橈骨付着部は特に延長の阻害要因となるので，大きな矯正・延長が必要な症例ではあらかじめ切離しておく必要がある。

尺骨骨切り

変形が大きく尺骨短縮が必要と術前から見込まれている症例では，尺骨骨切りを行っておくのも一手である。橈骨の矯正操作が容易になる（尺骨短縮骨切りについては成書に譲る）。

コツ&注意 NEXUS view

腕橈骨筋腱は橈骨茎状突起近位部付近で伸筋腱第1背側区画と合流し，いわゆるradial septumとよばれる密な線維組織構造を形成している。メスでradial septum縦方向に切開を入れて鈍的に内部を剥離すると，容易に区画内の伸筋腱（長母指外転筋腱，短母指伸筋腱）を同定可能であり，これらを保護しながら腕橈骨筋腱の切離を行う 図8。

背側の骨膜など拘縮した軟部組織は，骨切り部をラミナスプレッダーで広げたり，近位骨片を回内させたりしながら骨切りレベルで切離していくとよい。

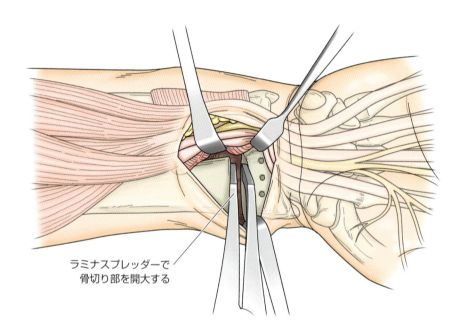

ラミナスプレッダーで骨切り部を開大する

図7 骨切り部の開大

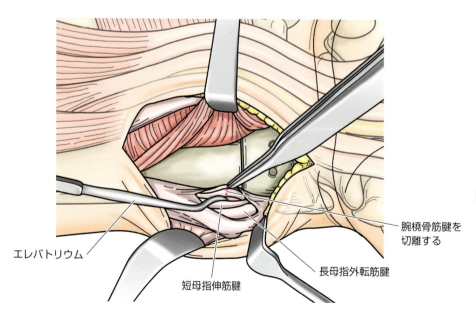

エレバトリウム
短母指伸筋腱
長母指外転筋腱
腕橈骨筋腱を切離する

図8 腕橈骨筋腱の切離

橈側で伸筋腱第1背側区画を同定して縦切開すると短母指伸筋腱，長母指外転筋腱を同定できる。これらを避けて，その橈側にある腕橈骨筋腱を同定して切離する。

4 プレート固定

軟部組織が十分に解離され，目標とする矯正が可能であると判断されればプレート固定に移る。

カスタムメイドプレートの遠位部に3本の平行なスムーズピンをあらかじめセットしておく。それをPMIで橈骨遠位部に作製したプレドリリング孔に差し込むように刺入した後，PMIを橈骨に圧着させる 図9a 。

スムーズピンを1本ずつ抜いてロッキングスクリューに入れ替えていく。残りのスクリュー孔にもドリリングの後，適切なロッキングスクリューを挿入していく。この操作により橈骨遠位骨片とプレートがロッキングスクリューシステムによって一体化する。後は，近位のスクリュー固定をすることで半自動的に矯正が完成する 図9b 。

X線手関節2方向撮影で，矯正プレート設置，スクリュー位置が良好であることを確認する。

> **コツ&注意 NEXUS view**
> 近位楕円ホール用にだけプレドリリングを行った症例では，橈骨遠位の橈尺屈方向の矯正と延長がある程度可能である。スクリューを最後まで締めない状態で骨切り部にラミナスプレッダーを挿入して広げるか，エレバトリウムを挿入し，梃子の原理で遠位骨片の位置を調整することができる。
> 透視下に矯正・延長の状況を確認してスクリュー固定する。

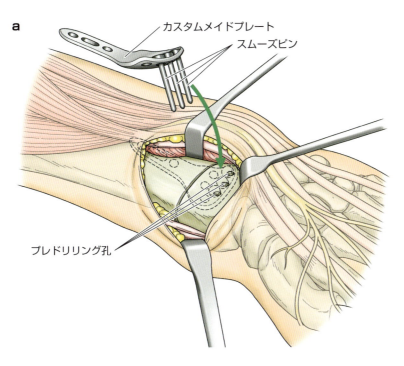

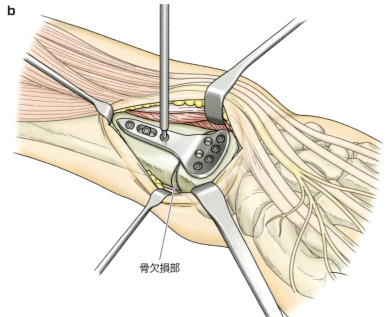

図9 プレート固定

a：カスタムメイドプレートの遠位部に2～3本の平行なスムーズピンをあらかじめセットしておく。それをPMIで橈骨遠位部に作製したプレドリリング孔に差し込むように刺入する。
b：遠位に引き続き，近位のスクリュー固定を行う。

5 骨移植

　プレート固定後，橈側から観察すると骨切り部に相当の骨欠損が生じているのが確認できる。骨欠損部に骨移植を行う 図10 が，①海綿骨移植，②人工骨移植，③ブロック状の腸骨移植，あるいは④その組み合わせ，などの選択枝がある。

　①②では手技的な容易さや侵襲の少なさが利点であり，③ではプレートやスクリュー固定部分への荷重を分散することによって，術後インプラント折損・インプラント周囲骨折のリスクを軽減できることが利点である。矯正量や延長量の少ない症例では①②を，多い症例では③を選択するのがよいと考えられる。

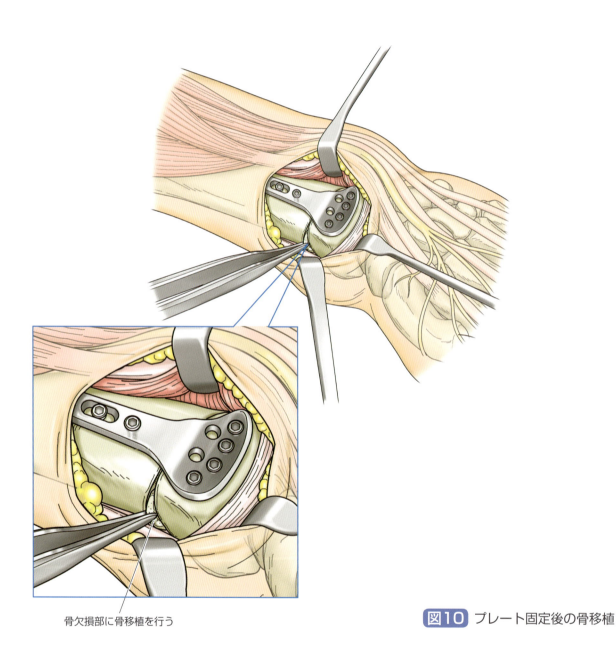

骨欠損部に骨移植を行う

図10 プレート固定後の骨移植

6 後療法

術後は3週間程度の前腕ギプスシャーレ固定として，ドレーンは術後2日後に抜去する。シャーレ除去後は骨癒合の程度をX線像上でチェックしながら可動域訓練を進める 図11 。

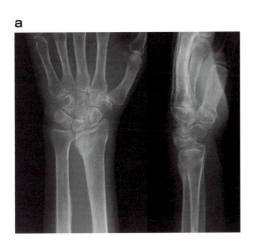
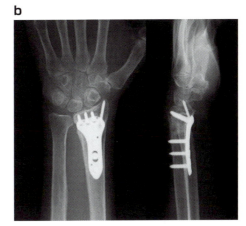
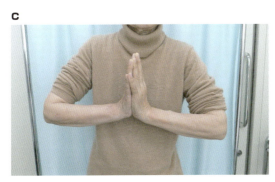
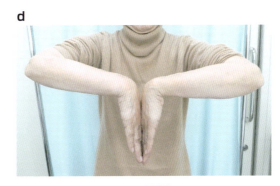

図11 症例(71歳,女性。右手)

a：術前単純X線正・側面像
b：術後単純X線正・側面像
c：術後手関節可動域（伸展）
d：術後手関節可動域（屈曲）

文献

1) Chen NC, Jupiter JB. Management of distal radial fractures. J Bone Joint Surg Am 2007 ; 89 : 2051-62.
2) Athwal GS, Ellis RE, Small CF, et al. Computer-assisted distal radius osteotomy. J Hand Surg Am 2003 ; 28 : 951-8.
3) Brogren E, Hofer M, Petranek M, et al. Relationship between distal radius fracture malunion and arm-related disability : a prospective population-based cohort study with 1-year follow-up. BMC Musculoskelet Disord 2011 ; 12 : 9.
4) Fernandez DL. Correction of post-traumatic wrist deformity in adults by osteotomy, bone-grafting, and internal fixation. J Bone Joint Surg Am 1982 ; 64 : 1164-78.
5) von Campe A, Nagy L, Arbab D, et al. Corrective osteotomies in malunions of the distal radius : do we get what we planned？ Clin Orthop Relat Res 2006 ; 450 : 179-85.
6) Murase T, Oka K, Moritomo H, et al. Three-dimensional corrective osteotomy of malunited fractures of the upper extremity with use of a computer simulation system. J Bone Joint Surg Am 2008 ; 90 : 2375-89.
7) Miyake J, Murase T, Moritomo H, et al. Distal radius osteotomy with volar locking plates based on computer simulation. Clin Orthop Relat Res 2011 ; 469 : 1766-73.
8) Murase T. Surgical Technique of corrective osteotomy for malunited distal radius fracture using the computer-simulated patient matched instrument. J Hand Surg Asian Pac Vol 2016 ; 21 : 133-9.

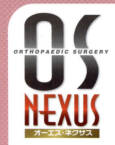

I. 橈骨遠位端・手関節骨折

背側転位型C3骨折に対する掌側ロッキングプレート単独使用による鏡視下整復・固定術

山口県済生会下関総合病院整形外科　**安部　幸雄**
山口県済生会下関総合病院整形外科　**藤井　賢三**

Introduction

　昨今，高齢者の橈骨遠位端骨折に対する手術適応は拡大している。これは高齢者を取り巻く社会環境の変化によるところが大きい。一人暮らし，障害をもった配偶者の世話，あるいは積極的な社会進出など，早期自立の必要性は青壮年となんら違いがないこともある。早期の活動を可能としたのが，掌側ロッキングプレートによる強固な固定である[1]。
　鏡視下手術が中心となるので，展開，整復，掌側ロッキングプレート固定法についての詳細は，p.26「橈骨遠位端骨折に対する掌側ロッキングプレート固定術」を参照されたい。

術前情報

●適応

　高齢者の橈骨遠位端骨折は粗鬆骨のために，骨幹端の粉砕や関節内が多骨片に骨折している例をしばしばみかける。アライメントを的確に再建するのは当然であるが，より早期の回復を目指すには良好な関節面の整復も必要である。一方，関節内軟部組織損傷の予後への関与は青壮年ほどではないと考えられるため，関節内骨折が原則鏡視下手術の適応となる。さらに社会性に加え，全身状態を考慮して適応を決定する。

●麻酔

　高齢者に多い高血圧，虚血性心疾患などの全身合併症を考慮すると，伝達麻酔や静脈麻酔が優先される。逆に，不穏・不安からくる術中の血圧上昇などが問題となることもあり，症例によって考慮する。

●術前準備

　単純X線像のみでは関節内の複雑な骨折状態を把握できない。3D-CTを撮影して関節面の骨片数や転位の程度を確認し，整復法を事前に考えておく 図1 。
　透視装置（できれば高解像度）と鏡視モニターを整然と配置する 図2 。関節鏡は2.3mm径程度の小関節鏡を使用する。小柄な女性では1.9mm径のほうが安全に鏡視しやすい。同サイズのシェーバーや，radiofrequency（RF）デバイスも用意する。

手術進行

1. 皮切，展開
2. 骨折の整復・仮固定
   ・透視下整復，Kirschner鋼線による仮固定
   ・掌側ロッキングプレートの仮固定
3. 鏡視下整復
   ・ポータルの作製，鏡視の開始
   ・関節内骨片の整復
4. プレート固定
5. 閉創
6. 後療法

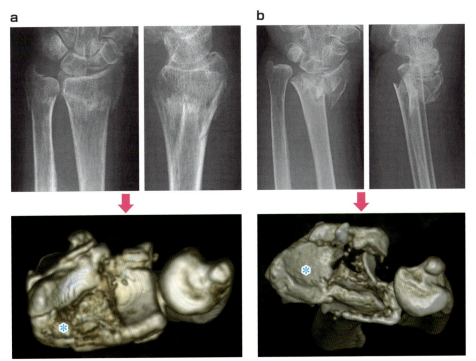

図1 術前準備

術前に3D-CTにて，どの骨片をどのように整復するかを想定しておく。Plate presetting arthroscopic reduction technique（PART法）では掌側骨片に他の骨片を整復していくこととなる。

a：掌側の骨片（＊）に橈側・尺側の骨片を合わせる。
b：橈掌側の骨片（＊）に背屈回転した尺掌側の骨片。やはり回転した関節内骨片を合わせる。

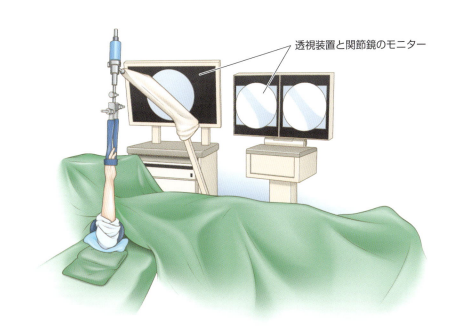

透視装置と関節鏡のモニター

図2 セットアップ

透視装置と関節鏡のモニターの配置と，上肢の垂直牽引の状態。

術前計画
❶術前の画像診断として3D-CTは必須である。
❷骨幹端部が粉砕していればintrafocal pinによる整復が困難となる。この際は創外固定を使用するのも一法である。

関節鏡において
❶適度な牽引で関節腔を広げる。足りなければ関節鏡の挿入が困難となり，過度の牽引は複合性局所疼痛症候群（complex regional pain syndrome；CRPS）などの誘因となる。
❷関節鏡の向きを常に注意する。末梢側が常に上になるよう，スコープの操作ボタンを上に向ける（初心者はスコープの向きがいろいろと変わり画像のオリエンテーションが付きにくいことがよくある）。
❸最初に血腫を除去して視野を得る。水の流れを確保することも重要である。

手術手技　背側転位型 C3 骨折（橈側茎状突起骨片＋尺側掌・背側骨片）

1 皮切, 展開

橈側手根屈筋腱（flexor carpi radialis；FCR）橈側に皮切（Henryのアプローチ）を加える 図3。

FCRを尺側に，橈骨動静脈を橈側によけて筋膜を切開して長母指屈筋腱を同定し，これを尺側によけ，方形回内筋（pronator quadratus；PQ）を露出する 図4a。掌側骨折部を展開するために同筋の橈側付着部遠位部を切離し，骨膜剥離子にて骨膜下にPQ全体を橈骨より剥離して骨折部を展開する。PQより遠位部分の橈骨掌側の骨膜は，丁寧にwatershed line辺りまで剥離する 図4b。

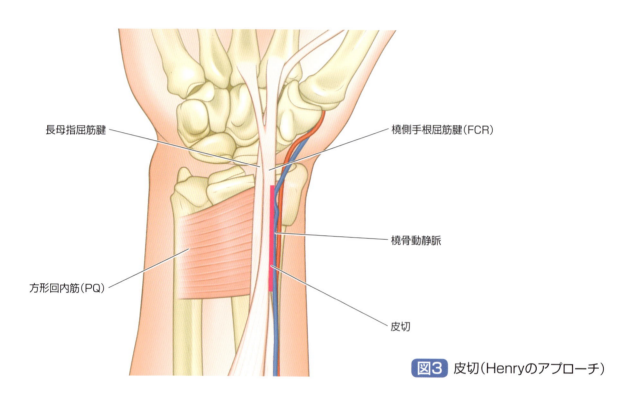

図3　皮切（Henryのアプローチ）

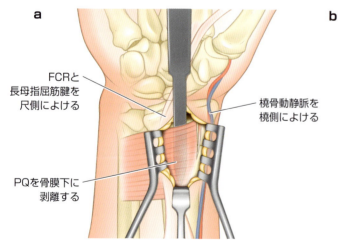
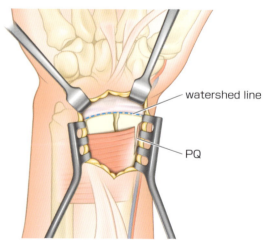

図4　方形回内筋（PQ）の展開・剥離
a：PQの近位は切離せず骨膜下に剥離する。
b：PQより遠位部分の骨膜をwatershed line辺りまで剥離する。

2 骨折の整復・仮固定

基本的に透視下に可能な限りアライメントと骨片を整復し，掌側ロッキングプレートを仮固定して鏡視下手術（PART法）[2,3]を導入する。

橈骨掌側骨折部に粘膜ベラなどを挿入して骨折部の嵌入を解除し 図5，手関節を牽引・掌屈・尺屈して掌側骨皮質を整復する。

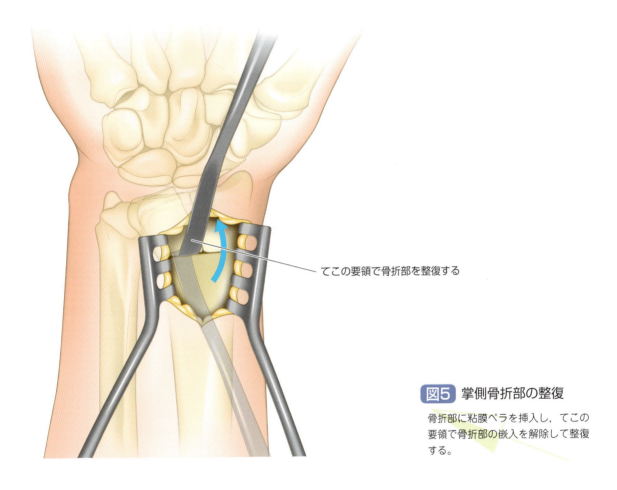

てこの要領で骨折部を整復する

図5 掌側骨折部の整復

骨折部に粘膜ベラを挿入し，てこの要領で骨折部の嵌入を解除して整復する。

透視下整復，Kirschner鋼線による仮固定

透視下に1.5mm径（体格のよい男性では1.8mm径）Kirschner鋼線（K-wire）を橈側より1本，背側より2本（橈側茎状突起骨片と尺側背側骨片の整復のため），intrafocalに刺入し，アライメントを整復する 図6a。

関節面の整復は，透視下にstep-off（開大）があれば骨片を骨折部から髄内へ挿入したK-wireやヘラなどで持ち上げ，gap（段差）があればクランプにて圧迫を加えて整復した後，橈側，背側から遠位および近位骨片間をK-wireにて固定する。従って原則としてintrafocal pin 3本，骨片間刺入ピン2本，計5本のK-wireで固定することとなる 図6b。これに関節面を維持するためのK-wireを追加することもある。

掌側ロッキングプレートの仮固定

掌側ロッキングプレートを設置する際，遠位にはK-wireを，近位には楕円ホールに非ロッキングスクリューを挿入するが，スクリューは70～80％の挿入にとどめ，プレート遠位が橈骨掌側骨皮質から浮かないように注意する 図7。プレートの設置位置が適切であることを透視にて確認し，患肢を垂直牽引として手関節鏡視を行う。

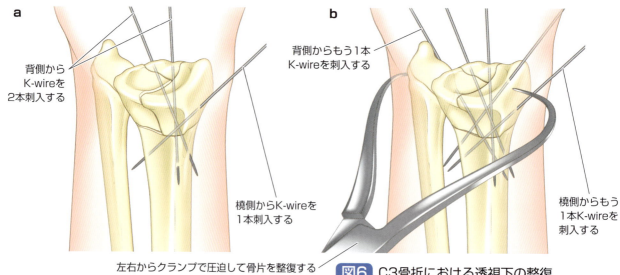

図6 C3骨折における透視下の整復
a：K-wireをintrafocalに刺入してアライメントを整復する。
b：計5本のK-wireで骨片を固定する。

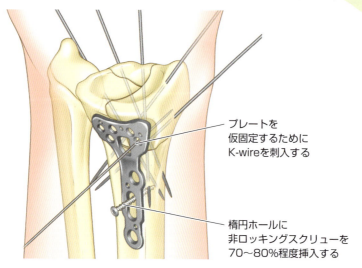

図7 掌側ロッキングプレートの仮固定

3 鏡視下整復

基本的な関節鏡手技の詳細は他文献など[4]を参照されたい。

垂直牽引は牽引装置があれば容易である。通常4〜5kg程度の牽引を加える。

ポータルの作製，鏡視の開始

背側3-4ポータルから関節鏡を挿入し，4-5ポータル（6Rでもよい）をワーキングポータルとする。排液は6Uポータル（尺側手根伸筋腱尺側）に21G針を刺入する。灌流は重力滴下に軽度加圧している 図8。

関節内骨折の鏡視では，まず血腫を除去して視野を確保する。透視下に十分に整復しているので関節面に大きな転位を認めることは少ないが，透視のみの整復では，臨床上critical rangeとされる2mm以上のstep-offやgapは，約1/5程度の症例に残存していると報告されている[5]。

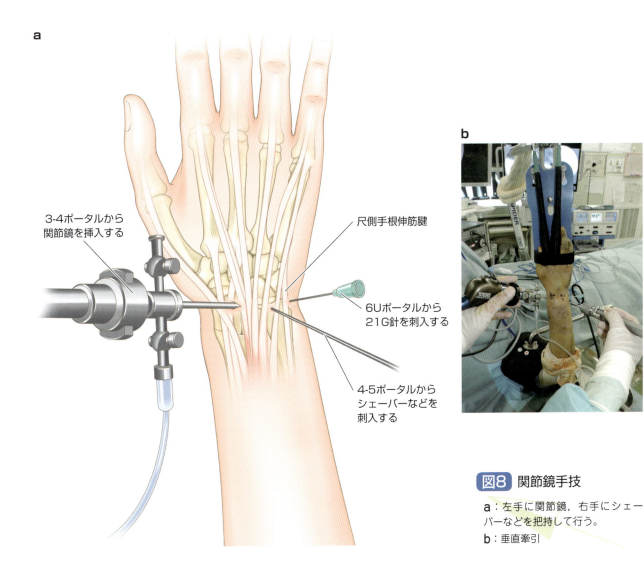

図8 関節鏡手技
a：左手に関節鏡，右手にシェーバーなどを把持して行う。
b：垂直牽引

関節内骨片の整復

残存した転位を鏡視下に整復する。透視下での整復と同様step-offに対しては、骨片をプローブで持ち上げたり、joy-stick手技（骨片に背側からK-wireを刺入して持ち上げる）により 図9a 、gapはtenaculum cramping手技（鉗子による圧迫）図9b でそれぞれ整復する。

Central depressionの骨片は、push up手技（髄内から骨片を押し上げる）で整復する 図9c 。

掌側展開にて掌側の骨片はすでに整復されており、鏡視下では掌側骨片に他の骨片を合わせるように整復する。この際、先に刺入したK-wireのうち整復を阻害するものは適宜抜去する。

関節内骨片の整復を得た後、骨片をK-wireで仮固定する。

次に、通常は関節内軟部組織損傷の評価・処置を行うことが青壮年の場合は重要であるが、高齢者ではあまり固執する必要はない。

> **コツ&注意 NEXUS view**
> Fracture void（骨折部の間隙）が生じた場合は掌側の骨折部から、あるいは背側に小切開を加えて背側骨折部を展開し、この部分から人工骨を挿入したほうが骨片の再転位防止と骨癒合促進に有利である。

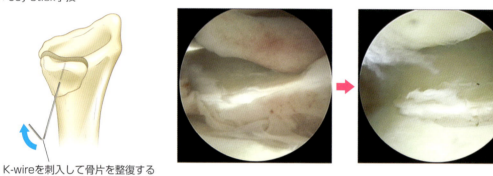

a：Joy-stick手技
K-wireを刺入して骨片を整復する

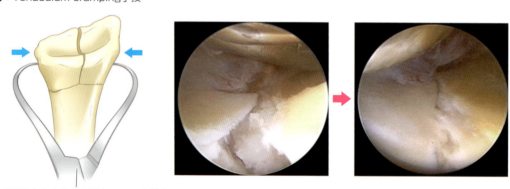

b：Tenaculum cramping手技
鉗子で骨片を左右から圧迫してgapを整復する

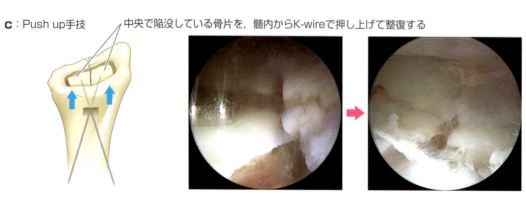

c：Push up手技　中央で陥没している骨片を、髄内からK-wireで押し上げて整復する

（文献7より）

図9　さまざまな鏡視下整復手技

4 プレート固定 図10

関節内骨片の整復が終了した後，関節鏡を抜去してプレートの他のスクリューを挿入する．この際，屈筋腱損傷の合併症を防止すべく，プレートの遠位部分を橈骨掌側骨皮質に密着させ，遠位のスクリューを挿入する．

> **コツ&注意 NEXUS view**
> Condylar stabilizing 手技[6]（プレート近位を骨皮質から浮かせ，遠位スクリューを先に挿入した後に近位のスクリューを挿入する）により，片方の手で手関節を掌屈させ，プレートをおさえながらスクリューを挿入する．プレートシステム付属の圧着器を使用するのもよい．

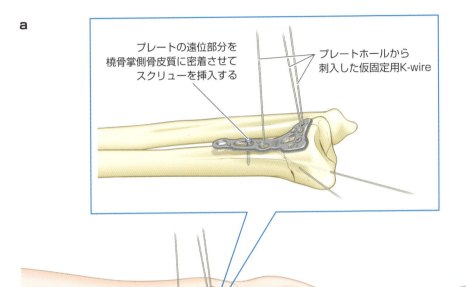

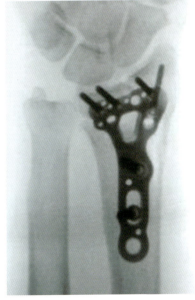
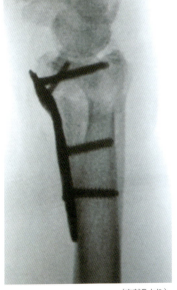

（文献8より）

図10　プレート固定
a：掌側ロッキングプレート設置の際には遠位端が浮かないように注意し，鉗子でプレートを橈骨に密着させる．
b：プレートの最終固定．最近位のスクリューは挿入していないが，骨粗鬆が強い例や骨幹端部が粉砕した例などでは挿入している．

5 閉創

整復位，プレート設置が適切であることを透視あるいはX線撮影にて確認し，洗浄する。

プレート遠位部は橈骨遠位の骨膜とPQを縫合して，少なくとも橈骨掌側尺側縁はしっかりと被覆し，PQの橈側縁を可及的に修復してドレーンを留置して筋膜を縫合する。

皮膚は真皮縫合＋サージカルテープで閉創する（ポータルの皮切部もサージカルテープでの閉創で十分である）。

6 後療法

術後は手指の運動を妨げないように背側シーネをあてがい，手関節を軽度背屈位にして固定する。患肢挙上，冷却を1週間程度は行わせる（退院後も自宅にて行うこととなる）。

術翌日に創をチェックし，ドレーンを抜去して外固定も除去して患肢の使用を許可する。通常術後2～3日より箸の使用や書字が可能となる。

術後2日目より作業療法士の監視下に可動域訓練を開始する。尺骨茎状突起骨折を含め尺骨に損傷があるものは，術後3週までは掌・背屈のみを許可し，回内・外を控える。前腕のスプリント固定を適宜使用することもある。握力強化は術後2週程度より疼痛状態をみながら追加していく。

ただしこれらは基本的に青壮年者に対象となる方法であり，高齢者ではあまりリハビリテーションを行わなくても日常生活動作（ADL）上まったく不自由のないことも少なくない。この場合は握力の回復が十分ではなく，客観的評価があまりよくない。

症例提示

82歳，女性。骨折型はC3で月状骨窩が著明に粉砕し，骨片が90°回転していた 図11a〜図11d 。これを髄内から押し上げながら背側から押して掌屈を回転させ整復し 図11e ，背側からK-wireを刺入して整復位を維持した後，掌側ロッキングプレートにて固定した 図11f , 図11g 。

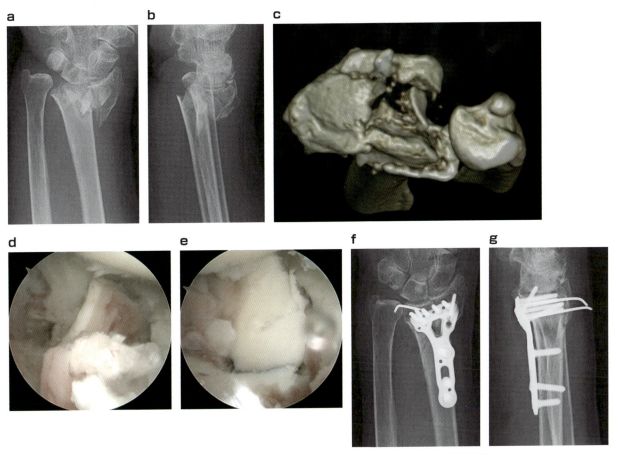

図11 C3骨折（82歳，女性）
a, b：術前X線正・側面像
c：術前3D-CT
d, e：術中鏡視像
f, g：術後X線正・側面像
（a〜cは 図1 右と同一症例）

文献

1) 安部幸雄. 高齢者橈骨遠位端骨折に対する鏡視下整復術. MB Orthop 2010；23（1）：51-6.
2) Abe Y, Tsubone T, Tominaga Y. Plate presetting arthroscopic reduction technique for the distal radius fractures. Tech Hand Up Extrem Surg 2008；12：136-43.
3) Abe Y, Yoshida K, Tominaga Y. Less invasive surgery with wrist arthroscopy for distal radius fracture. J Orthop Sci 2013；18：398-404.
4) 安部幸雄. 手関節鏡の手術手技. MB Orthop 2009；22（3）：73-80.
5) Abe Y. Plate presetting and arthroscopic reduction technique (PART) for treatment of distal radius fractures. Handchir Mikrochir Plast Chir 2014；46：278-85.
6) Kiyoshige Y. Condylar stabilizing technique with AO/ASIF distal radius plate for Colles' fracture associated with osteoporosis. Tech Hand Up Extrem Surg 2002；6：205-8.
7) 安部幸雄. 掌側ロッキングプレート固定における関節鏡併用法. MB Orthop 2014；27（1）：79-85.
8) Abe Y, Fujii K. Arthroscopic-Assisted Reduction of Intra-articular Distal Radius Fracture. Hand Clin 2017；33：659-68.

肘関節周囲・肘関節骨折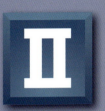

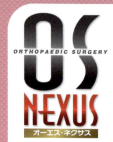

II. 肘関節周囲・肘関節骨折

橈骨頭・頚部骨折に対する観血的整復固定術（ORIF）

北海道大学大学院医学研究院整形外科学　河村　太介
北海道大学大学院医学研究院整形外科学　岩崎　倫政

Introduction

術前情報

　橈骨頭は肘関節の外反に対する骨性の重要な安定化因子であり，肘関節伸展位（伸展0°〜屈曲30°）で前腕回内位のときに，腕橈関節にかかる負荷が最大になると報告されている[1]。

　橈骨頭骨折の受傷機転としては転倒が最も多く，前述した肢位で手をついた際に生じやすい。成人では橈骨頭骨折が橈骨頚部骨折よりも多く発生し，40〜50歳代に好発するが，好発年齢は近年増加傾向にある。

　発生頻度の性差については報告によってばらつきがあるが，男性に比べて，女性の好発年齢のほうがより高齢との報告がある[2]。

　診断に際しては，肘関節外側の所見のみならず肘関節内側の腫脹や皮下出血の有無を確認し，内側側副靱帯の断裂など合併損傷を検索する。

　ここでは橈骨頭・頚部骨折に対する観血的整復固定術（open reduction and internal fixation；ORIF）について解説する。

●画像検査

　画像検査としては，単純X線像 図1a ， 図1b で関節のアライメント，骨折の状況を評価する。単純CT 図1c ，特に橈骨骨軸に合わせて再構成したmulti-planar reconstruction（MPR）像や，橈骨近位端のみを観察可能とした三次元再構成像（3D-CT） 図1d は，骨折の部位や転位の程度，粉砕程度を確認するうえできわめて有用であり，必須の検査である。

●適応と禁忌

　Mason分類[3]（Hotchkiss，Morreyにより修飾されたものを含む）が頻用される 図2 。治療法の選択にも利用でき，転位を伴わない骨折（Mason分類Type I）では保存療法を選択する。橈骨頭が高度に粉砕した症例，橈骨頚部に骨欠損を生じた症例（Mason分類Type III）に対する骨接合術の適応は議論が分かれるが，人工橈骨頭置換術もバックアップとして用意して手術に臨むべきである。

●麻酔

　全身麻酔，あるいは伝達麻酔下に行う。

●体位

　仰臥位で，駆血帯を装着して行う。術者は患者の頭側に座ると術中良好な視野を得やすい。

手術進行

1. 皮切および展開
　・皮切
　・アプローチ
　・展開
2. 整復
3. 骨接合
　・スクリューによる固定
　・プレートによる固定
　・インプラント設置後の確認
4. 閉創
5. 後療法

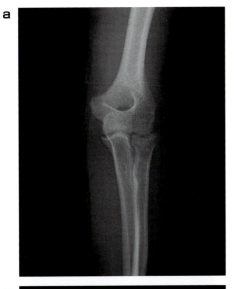
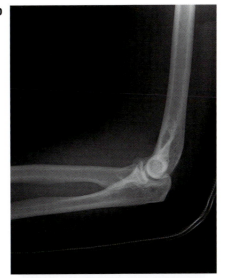
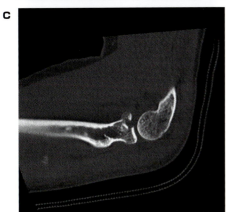
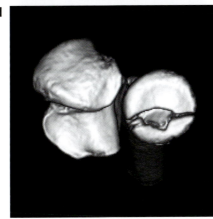

図1 画像検査

a, b: 橈骨頭骨折が確認できるが骨片の転位や粉砕の程度を評価することは困難である。
a: 術前単純X線正面像
b: 術前単純X線側面像
c, d: 橈骨頭中央に陥没した第3骨片を伴った橈骨頭骨折であることが確認できる。
c: CT
d: 3D-CT

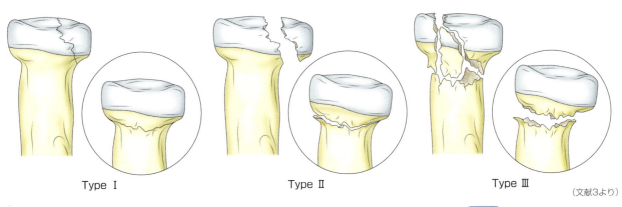

(文献3より)

図2 Mason分類

Type Ⅰ：転位のない骨折
Type Ⅱ：単一骨片の骨折
Type Ⅲ：橈骨頭の粉砕骨折

❶ 術前CT検査は必須である。
❷ 合併損傷（内側側副靱帯損傷，鉤状突起骨折など）の有無を評価しておく。
❸ 粉砕が高度な症例に骨接合術を行う場合，人工橈骨頭置換術をバックアップとして用意しておく。

手術手技

1 皮切および展開

皮切

上腕骨外側上顆，橈骨頭，肘頭を骨性のメルクマールとする。腫脹が強いときには橈骨頭が触知しづらいため，前腕を回内・外しながら触診する。

上腕骨外側上顆を通り，橈骨頭の中心を通る直線状，あるいは後方凸の曲線状皮切とする。橈骨頚部骨折では遠位の皮切を2～3cm長めにデザインする 図3 。

アプローチ

Kocherのアプローチ（ 図4 の①）：肘筋と尺側手根伸筋（extensor carpi ulnaris；ECU）の間から進入する。前方のECU・EDCを前方に避けなければ橈骨頭が見づらい。

Kaplanのアプローチ（ 図4 の②）：総指伸筋（extensor digitorum communis；EDC）と短橈側手根伸筋（extensor carpi radialis brevis；ECRB）の間から進入する。後骨間神経が術野の近くにあるため損傷の危険がある。

EDC縦切アプローチ（ 図4 の③）：腕橈関節面から3cm以上（3横指）離れた部位で後骨間神経が存在することに注意を払えば，橈骨へ最短距離で達することができる有用な進入法である。

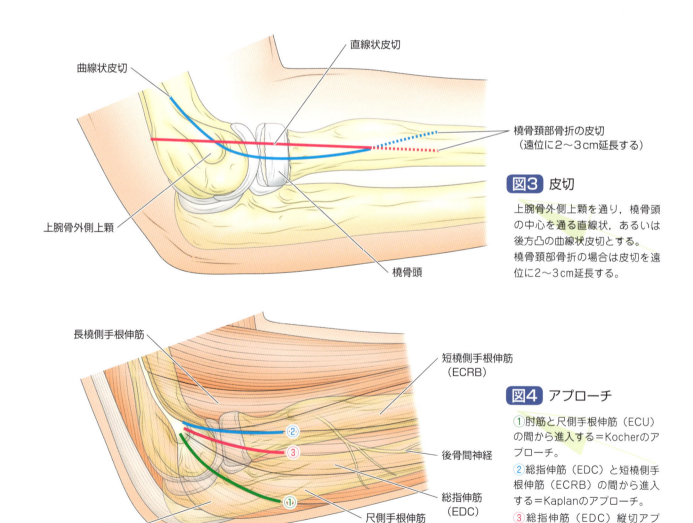

図3 皮切
上腕骨外側上顆を通り，橈骨頭の中心を通る直線状，あるいは後方凸の曲線状皮切とする。橈骨頚部骨折の場合は皮切を遠位に2～3cm延長する。

図4 アプローチ
①肘筋と尺側手根伸筋（ECU）の間から進入する＝Kocherのアプローチ。
②総指伸筋（EDC）と短橈側手根伸筋（ECRB）の間から進入する＝Kaplanのアプローチ。
③総指伸筋（EDC）縦切アプローチ。

展開

筋膜直上の層で前後の皮弁を剥離する。EDCを筋線維方向に縦切（EDC縦切アプローチ）し，同じ切開を深部に進め関節包を切開する。関節内にたまっていた血腫が流出することで関節包に達したことがわかる。関節包の切開を直線状に遠位へ延長し，輪状靱帯を切開して橈骨頭を露出する 図5a 。

橈骨頚部骨折を伴っている場合は輪状靱帯の切開をより遠位へ延長する 図5b 。その際，腕橈関節から遠位へ3cmを超えると後骨間神経が出現する可能性があるため注意を要する[4]。

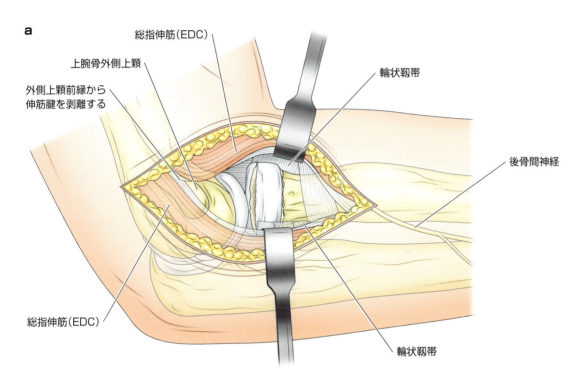

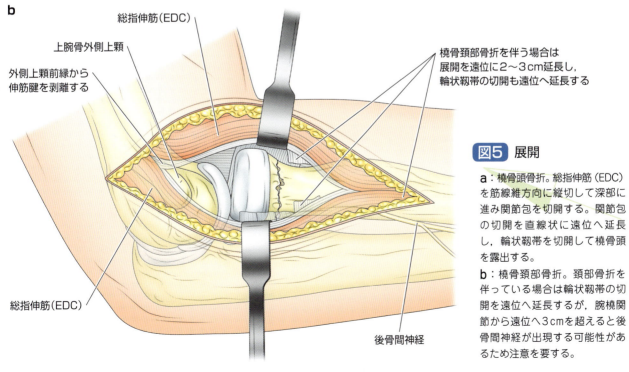

図5 展開

a：橈骨頭骨折。総指伸筋（EDC）を筋線維方向に縦切して深部に進み関節包を切開する。関節包の切開を直線状に遠位へ延長し，輪状靱帯を切開して橈骨頭を露出する。
b：橈骨頚部骨折。頚部骨折を伴っている場合は輪状靱帯の切開を遠位へ延長するが，腕橈関節から遠位へ3cmを超えると後骨間神経が出現する可能性があるため注意を要する。

2 整復

橈骨頭から橈骨頸部の展開が済んだら，前腕を回内・外して骨折部を確認する。関節内の血腫や細かい骨軟骨片，骨折部に介在する軟部組織を除去する。

橈骨頭骨片にKirschner鋼線（K-wire）を刺入し，ジョイスティックとして整復，および整復位の仮固定に使用する 図6a 。

橈骨頸部骨折で骨頭骨片が頸部へ嵌入している場合には，骨折部へエレバトリウムを挿入し，橈骨頭を愛護的に近位へ押し上げ整復する 図6b 。

コツ&注意 NEXUS view

橈骨頭の近位端は凹面となっているため，刺入したK-wireが腕橈関節面に突出していないか，注意深く確認する。

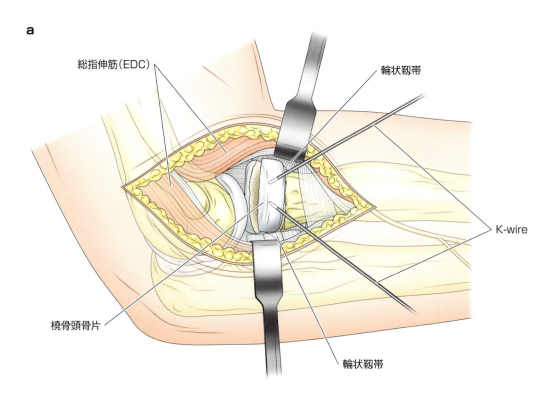

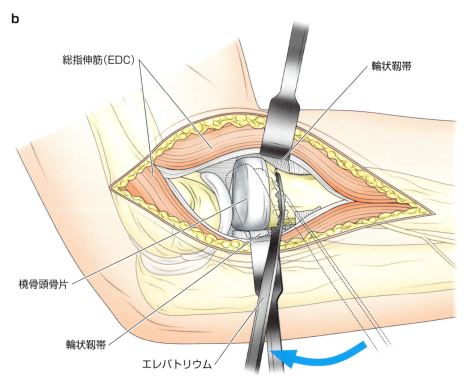

図6 整復

a：橈骨頭骨折。橈骨頭骨片にK-wireを刺入してジョイスティックとして整復する。

b：橈骨頸部骨折。骨頭骨片が頸部へ嵌入している場合には，骨折部へエレバトリウムを挿入し，橈骨頭を愛護的に近位へ押し上げ整復する。

3 骨接合

スクリューによる固定

橈骨頭骨片の固定には1.5〜2.0mm径程度の小骨用スクリュー，もしくはheadless compression screwを使用する。小骨用スクリューを使用する際にはスクリューヘッドが突出しないよう，橈骨頭の軟骨内へ埋入させる 図7a 。軟骨の薄い部位から挿入する際には，必要に応じてカウンターシンクを行う。

橈骨頚部骨折であっても，骨欠損の程度によっては近位から橈骨頚部へ向けて斜めにスクリューを挿入して固定することも可能である 図7b 。

> **コツ&注意 NEXUS view**
> 骨片の仮固定にheadless compression screwのガイドピンをあらかじめ使用しておくと，整復位を保持するワイヤーをそのまま利用してスクリューに入れ替えることができる。

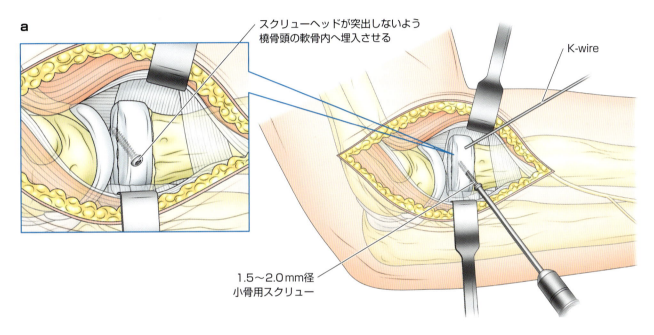

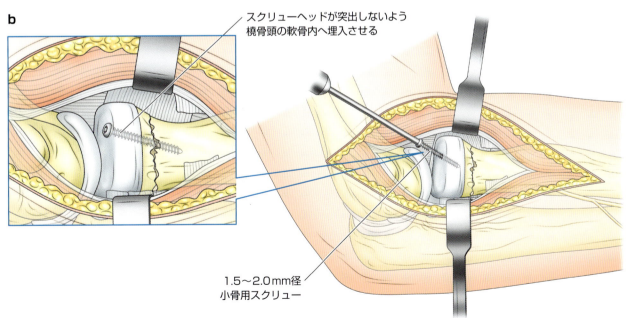

図7 スクリュー固定
a：橈骨頭骨折。橈骨頭骨片の固定には1.5〜2.0mm径程度の小骨用のスクリュー，もしくはheadless compression screwを使用する。
b：橈骨頚部骨折。骨欠損の程度によっては近位から橈骨頚部へ向けて斜めにスクリューを挿入して固定する。

プレートによる固定

橈骨頸部骨折に対してプレート固定を行う場合は，回内・外動作で近位橈尺関節へ干渉しないsafe zone 図8a へ設置する。プレートと骨の間に軟部組織をはさまないよう注意する 図8b 。

インプラント設置後の確認

スクリュー，プレートの設置が終わったら，回内・外動作で近位橈尺関節に使用したインプラントが干渉しないか確認する。また，X線透視によりスクリューの位置・長さが適切であるか慎重に確認する。

> **コツ&注意　NEXUS view**
>
> 橈骨頭の前外側は回内・外時に尺骨近位と関節を形成せず，safe zoneとよばれプレート設置に適している。体表から確認できるメルクマールとして，橈骨茎状突起とLister結節がある。前腕を中間位とした際に，橈骨頭上で橈骨茎状突起とLister結節の間のなす約90°の範囲はsafe zoneと一致する[5] 図8a 。

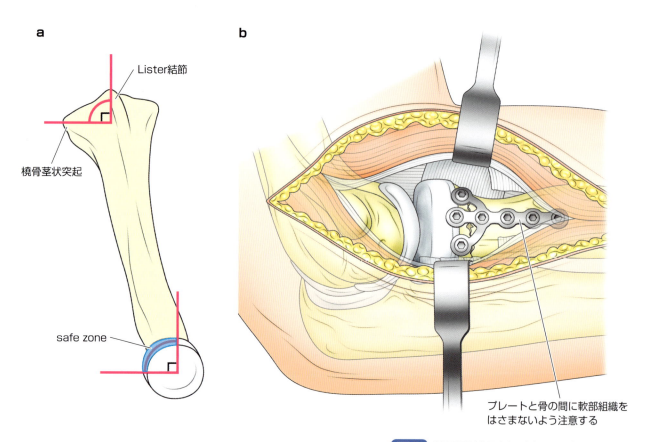

図8 橈骨頸部骨折に対するプレート固定

4 閉創

輪状靱帯・伸筋群の筋膜を修復した後，皮下・皮膚を縫合する。

5 後療法

術直後は肘関節90°屈曲位，前腕中間位でシーネ固定を行う。

術後1〜2週でヒンジ付き肘関節装具へ変更し，自動可動域訓練を開始する。軟部組織損傷の程度に応じて装具は4〜6週間装着する。

文献

1) Morrey BF, Tanaka S, An KN. Valgus stability of the elbow. A definition of primary and secondary constraints. Clin Orthop Relat Res 1991；265：187-95.
2) Duckworth AD, Clement ND, Jenkins PJ, et al. The epidemiology of radial head and neck fractures. J Hand Surg Am 2012；37：112-9.
3) Mason ML. Some observations on fractures of the head of the radius with a review of one hundred cases. Br J Surg 1954；42：123-32.
4) Schimizzi A, MacLennan A, Meier KM, et al. Defining a safe zone of dissection during the extensor digitorum communis splitting approach to the proximal radius and forearm：an anatomic study. J Hand Surg Am 2009；34：1252-5.
5) Caputo AE, Mazzocca AD, Santoro VM. The nonarticulating portion of the radial head：anatomic and clinical correlations for internal fixation. J Hand Surg Am 1998；23：1082-90.

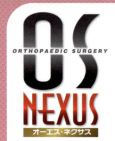

Ⅱ. 肘関節周囲・肘関節骨折

橈骨頭・頚部骨折に対する人工橈骨頭置換術

岡山済生会総合病院整形外科　今谷　潤也

Introduction

術前情報

●手術の適応と禁忌
適応

橈骨頭・頚部骨折のJohnstonによるMason修正分類[1] 図1 では，①type Ⅰ：転位のない骨折，②type Ⅱ：転位のある部分骨折，③type Ⅲ：橈骨頭全体が頚部から離れた骨折，④type Ⅳ：脱臼などを伴うものに分類される。

Type Ⅰでは原則的に保存療法を，type Ⅱ以上では手術療法が適応となる。粉砕のないtype Ⅱではより低侵襲な手術としてheadless bone screwなどによる観血的整復内固定術（open reduction and internal fixation；ORIF）が，粉砕の程度が増すにつれ，プレートの単独使用もしくはheadless bone screwとの併用によるORIFが行われることが多い。またtype ⅢやⅣにおいても，できる限り橈骨頭を温存する方針でORIFが第一選択となる。しかし高齢者では骨質が不良であったり，高度の粉砕のためORIFが困難となることも多い。さらに複合型肘関節不安定症（complex elbow instability），すなわち鉤状突起骨折および内・外側側副靱帯複合体損傷を合併した症例や，前腕骨間膜の損傷を伴うEssex-Lopresti損傷などでは，より人工橈骨頭置換術の適応が増す。

Ringら[2] は橈骨頭・頚部骨折が4つ以上の骨片を有する場合，ORIFでは内固定部の破綻が懸念され人工橈骨頭置換術を勧めると報告しているが，高齢者ではこれ以下の粉砕でも人工橈骨頭置換術の適応となる症例も存在する。しかし，いまだ明確な手術適応の指標はなく，今後は多施設の無作為，前向き研究などによりエビデンスの構築が必要である。

禁忌

禁忌としては，全身合併症で手術自体が困難な症例や感染症例，金属アレルギー症例などである。

●術前診断

まず理学所見として，肘関節から前腕骨全長にかけての疼痛，圧痛，腫脹の部位，程度を入念に確認する。特に橈骨頭・頚部から内・外側側副靱帯複合体周辺の局所所見は詳細に観察するべきである。

画像診断としては，患側肘関節4方向および健側2方向の肘関節単純X線像を撮影する。粉砕例においては，CT撮影も有用である。骨折部の粉砕の部位，転位の方向・程度や頚部圧潰の程度などを評価できる。

Complex elbow instabilityと考えられる症例では，理学所見，単純X線，CT，造影およびストレスX線検査[3]，そして術中透視下での不安定性評価（hanging arm test[4] 図2）などを駆使し，包括的に不安定性の病態を把握する必要がある[5]。

●麻酔

麻酔は腕神経叢ブロック下もしくは全身麻酔下で行う。

手術進行

1. 皮切・展開
   ・外側アプローチ
   ・内側アプローチ
2. 骨折部の確認と橈骨頭の摘出
3. 人工橈骨頭の選択
4. 髄腔内の処置，リーミング
   ・髄腔内処置
   ・カラーリーマーによるリーミング
5. ヘッド径の決定
6. トライアルインプラントの組み立てと挿入
7. インプラントの組み立てと挿入
8. 洗浄，合併損傷への対応
9. 閉創
10. 外固定および後療法

●手術体位

　通常，手術体位は仰臥位で，肩関節外転・内旋位，肘関節屈曲約70°として，後述する肘関節外側アプローチを用いる。

　肘頭脱臼骨折に合併した症例では，側臥位で肘関節後方アプローチ（universal posterior approach）を用いる。

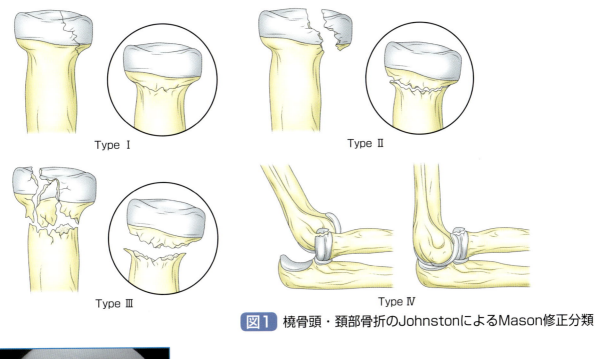

図1 橈骨頭・頚部骨折のJohnstonによるMason修正分類

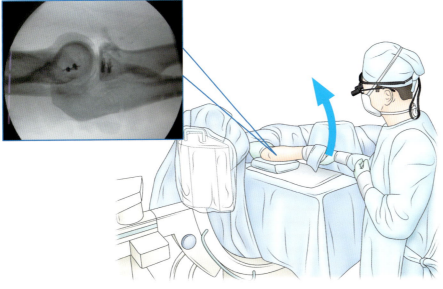

図2 Hanging arm test
修復前後で透視下肘関節側面像を見つつ，肘関節を屈伸させ関節の求心性を確認する。

❶ 本法を施行しなければならない症例は，complex elbow instabilityの病態をとることが多いことに留意する。
❷ 単純X線・CT検査による骨折部分の評価のみならず，受傷機転および発生病態の考察，造影・ストレスX線検査，そして術中透視下での不安定性評価などを駆使し，肘関節の安定性を包括的に把握すべきである。
❸ インプラントサイズの決定ではoverstuffingおよびoverlengtheningを避ける。
❹ Complex elbow instabilityの症例群においては，鉤状突起骨折の内固定や外側および内側側副靱帯複合体損傷の修復も確実に行うことが必須である。

手術手技

1 皮切・展開

外側アプローチ

当科で主に用いている 図3 のような皮切がある。

尺骨鉤状突起など前方構成要素が損傷された症例では，これらに対する外科的処置は困難であるため，Kaplan extensile lateral approach（図3 ①＋④）を用いるか，本アプローチを近位および遠位に広げた拡大Kocher approach（図3 ③＋④）を用いる必要がある。これにより外側の同一皮切から，①鉤状突起部，②橈骨頭・頚部，③外側側副靱帯複合体部の三者を処置することができるという点が最大のメリットである。

これらの展開法においては，基本的に外側上顆部（図3 矢頭）よりも近位の展開（図3 ④）は同一であり，それより遠位部分をどこの筋間から入るかの違いである。またterrible triad injuryなどで外側側副靱帯複合体が一塊として外側上顆起始部から剥脱している症例では，多くの場合この損傷部位から進入することになる。

人工橈骨頭置換術を単独で行う場合には，Kocher approachを用いることができる。外側上顆から回外筋稜に向かって遠位方向に約5cmの皮切を加え，尺側手根伸筋と肘筋の間から進入する（図3 ③）。両筋を鈍的に分け腕橈関節包（外側後方部分）に到達する。外側上顆基部から橈骨頚部までの関節包および輪状靱帯を切離し骨折部に至る。本アプローチでは後骨間神経を損傷する可能性はなく安全な進入法といえるが，その反面，外側側副靱帯の横尺骨側副靱帯（lateral ulnar collateral ligament；LUCL）部分を線維方向に展開することになる。

> **コツ＆注意 NEXUS view**
> 外側アプローチでは後骨間神経を保護する目的で前腕回内位で手術を進める。
> 輪状靱帯は後に縫合しやすいようにZ状で切離してもよい。

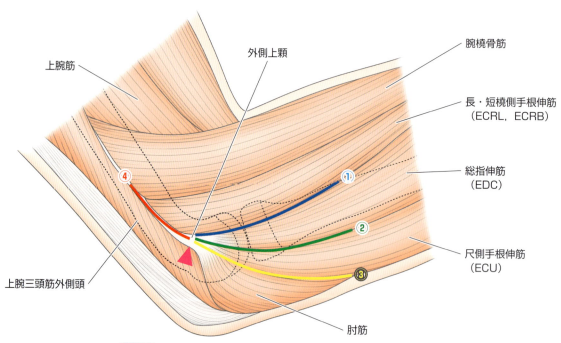

図3 各種外側アプローチ

① : Kaplan extensile lateral approach[6]。長・短橈側手根伸筋（extensor carpi radialis longus；ECRL，extensor carpi radialis brevis；ECRB）－総指伸筋（extensor digitorum communis；EDC）間の皮切（①＋④）。

② : EDC split approach。EDC間の皮切（②＋④）。

③ : Kocher approach。尺側手根伸筋（extensor carpi ulnaris；ECU）－肘筋間の皮切（③）。

④ : ①，②，③共通の外側上顆部よりも近位の展開。

内側アプローチ

頻度は低いが，合併する鉤状突起骨折に対して前述の外側アプローチからでは十分な固定を行うことができない場合や，内側側副靱帯複合体損傷に対して修復が必要な症例では内側アプローチが用いられる 図4 。

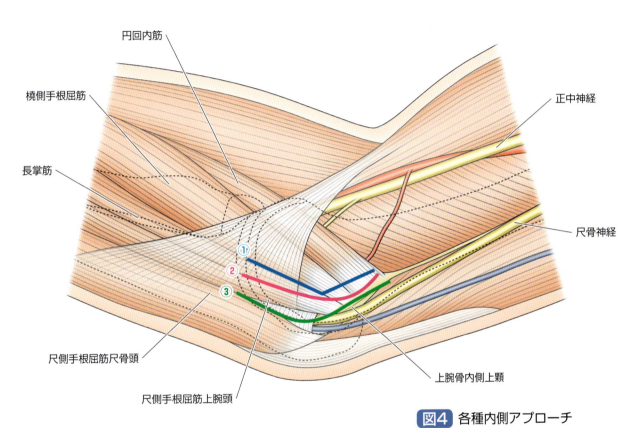

図4 各種内側アプローチ
①：Ringら[8]のOver-the-Top approach
②：Hotchkissら[7]のOver-the-Top approach
③：FCU split approach

2 骨折部の確認と橈骨頭の摘出

高齢者で人工橈骨頭置換術が適応となる症例では，骨粗鬆症の合併により，橈骨頭・頸部が高度に粉砕していることが多い 図5a 。鋭匙などを用いて骨折部の血腫や凝血塊，粉砕した橈骨頭骨片や軟骨片などを丁寧に取り除く 図5b 。

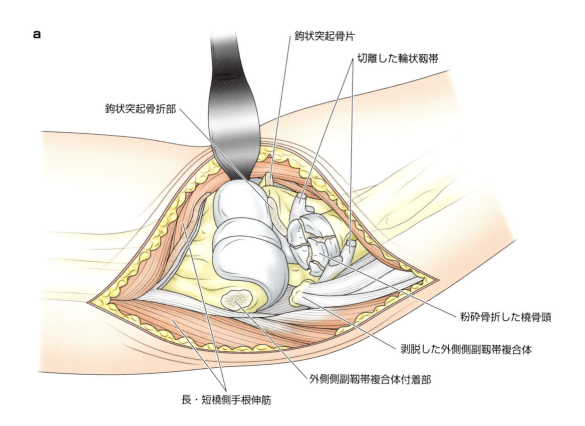

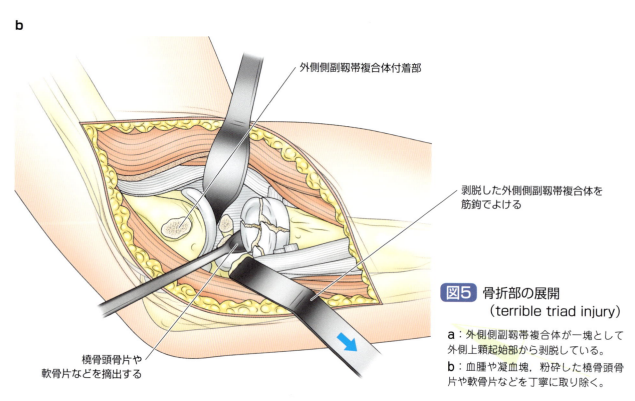

図5 骨折部の展開
（terrible triad injury）

a：外側側副靱帯複合体が一塊として外側上顆起始部から剥脱している。
b：血腫や凝血塊，粉砕した橈骨頭骨片や軟骨片などを丁寧に取り除く。

十分に洗浄した後，terrible triad injury症例で鉤状突起の固定が必要な場合にはこの時点で，比較的骨片の大きい症例では，ラグスクリューかheadless screwを前方から後方に挿入し内固定する．比較的骨片が小さい場合には"lasso" technique（鉤状突起骨片および関節包などの前方構成要素に一塊として軟鋼線もしくは非吸収糸をかける）で尺骨後方へpull throughしておくか，鉤状突起骨折部の基部側に，suture anchorを挿入して縫合糸を骨片および前方構成要素などにかけておく 図5c 。

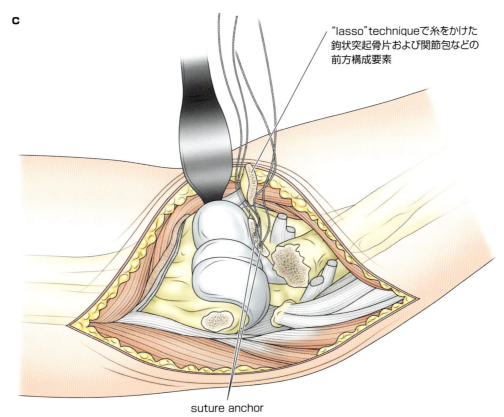

図5 骨折部の展開（terrible triad injury）のつづき
c：鉤状突起骨折部の基部側にsuture anchorを挿入し，縫合糸を骨片などの前方構成要素にかける．

3 人工橈骨頭の選択

　現在日本国内では主に以下に示す3種類の人工橈骨頭が使用可能となっている。

①TORNIER（トルニエ・ジャパン社）

　インプラント自体が可動性をもつ，いわゆるバイポーラ型のインプラントで，ステムはrigidにセメント固定するものである[7]。

②EVOLVE®（トルニエ・ジャパン社）

　ステム部分は橈骨骨幹部とあえて弛く結合するのみとして，スペーサーとして用いるものである[8]。

③Anatomic Radial Head System（日本メディカル・ネクスト社／Acumed社）

　円形ではなく楕円形状でかつ骨頭中心から外側に約1mmのオフセットを有する骨頭部分と，橈骨頚部に対して橈骨頭部が約4°傾斜した，より解剖学的な形状をもち，ステム部分は橈骨頚部の髄腔にpress fitするようにデザインされたものである[9]。

　これらの特徴の概要は，表1 に詳しく示す。ここでは，昨年より使用可能となった③を中心に述べる。

	TORNIER	EVOLVE®	Anatomic Radial Head System
	（トルニエ・ジャパン社より提供）	（トルニエ・ジャパン社より提供）	（日本メディカル・ネクスト社より提供）
骨頭径	19mm，22mm	18mm, 20mm, 22mm, 24mm, 26mm, 28mm（計6種類）	20mm, 22mm, 24mm, 26mm, 28mm（計5種類）
骨頭厚	－	9mm, 11mm, 13mm（計3種類）	10mm（計1種類）
ネック長	－	－	0mm, 2mm, 4mm, 8mm（計4種類）
ステム径	6.5mm径×55mm長，8mm径×60mm長（計2種類）	5.5mm, 6.5mm, 7.5mm, 8.5mm, 9.5mm（計5種類）	6mm, 7mm, 8mm, 9mm, 10mm（計5種類）
ステム長		スタンダードとエキストラロング（＋4mm）（計2種類）	25mm（計1種類）
特徴	骨頭部分はバイポーラでステムはセメント固定型	骨頭部分はモノポーラで，ステムはloose fit型である。180種類のモジュラーシステムをもつ。総合計180種類	骨頭部分はモノポーラで，ステムはpress fit型である。骨頭部および頚部の形態がよりanatomicalな構造を目指して開発されている。100種類のモジュラーシステムをもつ。左右があるため総合計200種類

表1 現在日本国内で使用できる主な3種類の人工橈骨頭の仕様・デザイン

橈骨頭・頚部骨折に対する人工橈骨頭置換術

4 髄腔内の処置，リーミング

髄腔内処置

　橈骨頭の骨切り，オウルに続き，最小のブローチングから開始し，髄腔をステムに適合するよう形成する 図6a 。ただし，使用するインプラントにより，髄腔内をごく軽く掘削するにとどめるか，髄腔内でタイトフィットが得られるまで，順次大きなブローチを挿入していくかは異なる。

カラーリーマーによるリーミング

　カラーリーマーが用意されている機種では，用手的もしくはパワーツールを用いて骨切り部分をリーミングする 図6b 。

> **トラブル　NEXUS view**
> **過度のリーミングに要注意！**
> 　リーミングは必須のものではなく，また過度のリーミングにより橈骨長が必要以上に短くなってしまうと再建が不可能になる。

a

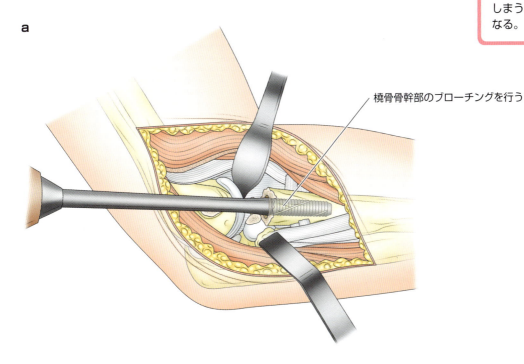

橈骨骨幹部のブローチングを行う

b

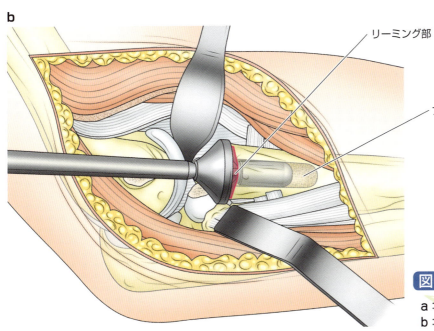

リーミング部

ブローチングで作製した骨孔

図6　髄腔内の処置，リーミング
a：ブローチング
b：カラーリーマーによるリーミング

79

5 ヘッド径の決定

摘出した橈骨頭骨片を組み合わせて，付属する計測器を用いてヘッド径を決定する図7a。橈骨頭の形状は円よりも楕円に近いので，その短径を目安にしてトライアルヘッドを選ぶ図7b。橈骨頭が大きすぎ（overstuffing）にならないよう注意する。

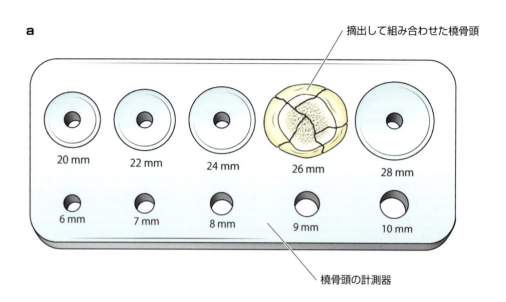

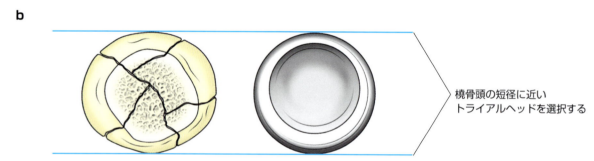

図7 ヘッド径の決定
a：摘出した橈骨頭骨片を組み合わせ，付属する計測器を用いてヘッド径を決定する。
b：橈骨頭の短径を目安に，近い大きさのトライアルヘッドを選択する。

橈骨頭・頚部骨折に対する人工橈骨頭置換術

6 トライアルインプラントの組み立てと挿入

決定したサイズのヘッド部分とステム部分でトライアルインプラントを組み立てる 図8a 。インプラントによっては，カラー部分の高さも選択できる。

トライアルインプラントを髄腔内に挿入する 図8b 。ヘッドが長すぎる（overlengthening）場合，鉤状突起関節面とそれに対応する上腕骨滑車関節面との間に間隙が生じてしまうため，同部が密着していることを十分に確認する 図8c 。上腕骨小頭と人工橈骨頭部が適切に関節摺動することを確認する。

> **コツ&注意 NEXUS view**
> トライアルインプラントを用いて，ヘッドが大きすぎ（overstuffing）たり，長すぎる（overlengthening）ことのないよう注意する。

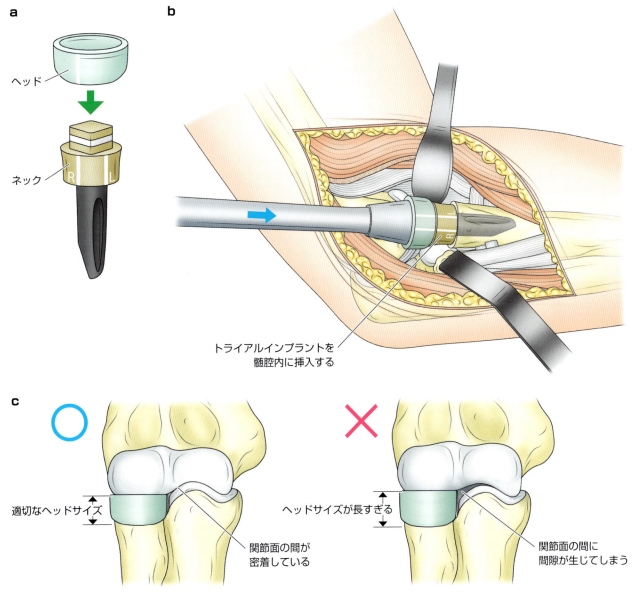

図8 トライアルインプラントの組み立てと挿入
a：ヘッド部分とステム部分のトライアルインプラントを組み立てる。
b：トライアルインプラントの挿入。
c：鉤状突起関節面と上腕骨滑車関節面が密着するヘッドサイズか確認する。

7 インプラントの組み立てと挿入

トライアルにより決定したサイズのステムとヘッド部を組み立て 図9a ，インパクターとハンマーを使用してインプラントを髄腔内に挿入する 図9b 。

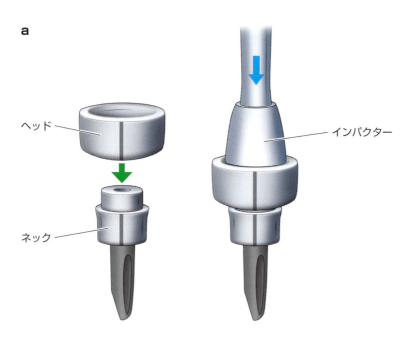

a

ヘッド
ネック
インパクター

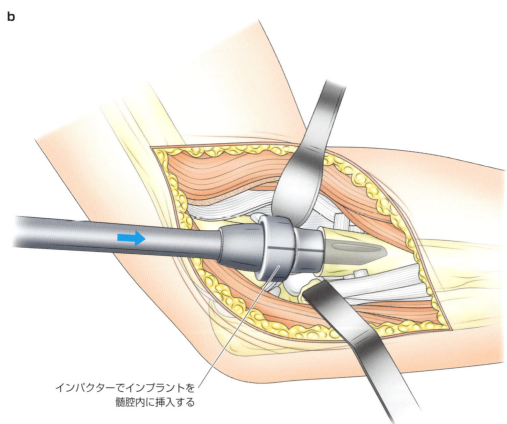

b

インパクターでインプラントを髄腔内に挿入する

図9 インプラントの組み立てと挿入
a：インプラントの組み立て。
b：インプラントの挿入。

8 洗浄，合併損傷への対応

パルス洗浄器を用いて，生理的食塩水にて十分に創部を洗浄する。

Terrible triad injury症例で鉤状突起に"lasso"techniqueで軟鋼線もしくは非吸収糸をかけた場合には，この時点で関節の求心性が獲得できていることを確認しつつ，これらを縫合する。また外側側副靱帯複合体損傷がある場合には，外側上顆部にアンカーを挿入して修復する。

9 閉創

Kaplan extensile lateral approachを用いた場合には，輪状靱帯の修復のみならず，ECRLの遠位部，ECRB，その深層にある関節包（外側上顆部より鉤状突起に向かって走行するanterior capsular ligamentous complex）を上腕骨付着部に確実に修復しなければならない。

Kocher approachを用いた場合には，ECU－肘筋間の関節包および輪状靱帯を確実に縫合する。

> **コツ&注意 NEXUS view**
>
> 輪状靱帯，ECRLの遠位部，ECRB，anterior capsular ligamentous complexを上腕骨付着部に確実に修復することで，尺骨近位部分の後方へのtranslationを防止できる。

10 外固定および後療法

術後の外固定は中手指節間（metacarpophalangeal；MP）関節を含まないように，手掌から肘までのシーネ固定を行う。Terrible triad injuryなどで外側側副靱帯複合体損傷を修復したような症例では回内位で外固定する。

疼痛が軽快する術後数日より，肘関節屈曲・伸展運動を中心としたリハビリテーションを開始する。ただし鉤状突起骨折や外側側副靱帯損傷などの合併損傷の内固定や修復を行った症例では，当面は回内位での屈伸運動とし，術後2〜3週間は肘関節の伸展は−20°までに制限することが多い。

肘関節部に内・外反ストレスが加わらないように注意する。特に肩外転位は前腕の重みで肘関節に内反外力が加わるため避け，わきを締めた状態もしくはoverhead positionでの屈伸運動が安全である。また暴力的な他動運動および肘関節内反ストレスがかかる肩関節外転は避ける。

自動および介助下自動運動訓練から開始する。その後，術後5〜6週目よりごく軽い他動運動訓練を追加していくが，拘縮傾向の強い症例ではターンバックル付き肘関節装具を使用する。

> **コツ&注意 NEXUS view**
>
> 術後早期より肘関節屈曲・伸展運動を中心としたリハビリテーションを開始するが，肘関節部に内・外反ストレスが加わらないように注意する。わきを締めた状態もしくはoverhead positionでの屈伸運動が安全である。

文献

1) Johnston GW. A follow-up of one hundred cases of fracture of the head of the radius with a review of the literature. Ulster Med J 1962；31：51-6.
2) Ring D, Quintero J, Jupiter JB. Open reduction and internal fixation of fractures of the radial head. J Bone Joint Surg Am 2002；84：1811-5.
3) 今谷潤也. 肘関節造影. 関節外科 2005；24：318-28.
4) Garrigues GE, Wray WH 3rd, Lindenhovius AL, et al. Fixation of the coronoid process in elbow fracture-dislocation. J Bone Joint Surg Am 2011；93：1873-81.
5) 今谷潤也. 診察法と診断ピットフォール 肘関節. 関節外科 2016；35（10月増）：140-8.
6) 今谷潤也, 森谷史朗, 近藤秀則, ほか. Kaplan extensile lateral approachを用いた尺骨鉤状突起骨折の手術的治療. 骨折 2014；36：199-20.
7) Popovic N, Lemaire R, Georis P, et al. Midterm results with a bipolar radial head prosthesis：radiographic evidence of loosening at the bone-cement interface. J Bone Joint Surg Am 2007；89：2469-76.
8) Doornberg JN, Parisien R, van Duijn PJ, et al. Radial head arthroplasty with a modular metal spacer to treat acute traumatic elbow instability. J Bone Joint Surg Am 2007；89：1075-80.
9) El Sallakh S. Radial head replacement for radial head fractures. J Orthop Trauma 2013；27：e137-40.

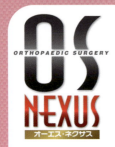

II. 肘関節周囲・肘関節骨折

肘関節脱臼骨折（terrible triad）に対する手術

慈泉会相澤病院整形外科センター　山崎　宏

Introduction

術前情報

　肘関節脱臼骨折のなかで，①尺骨鉤状突起骨折，②橈骨頭骨折，③外側靱帯損傷の3つを伴うものは"terrible triad"とよばれ，きわめて不安定な損傷である 図1a 。

　受傷時に肘伸展位で手をつくと，肘は軽度外反しているため外反力を受けやすく，肘内側側副靱帯（medial collateral ligament；MCL）を支点にして前腕が後外側へ回旋するため脱臼しやすいといわれている（posteromedial rotational mechanism）。この脱臼の際に外側側副靱帯（lateral collateral ligament；LCL）を損傷し，上腕骨からの直達外力で鉤状突起・橈骨頭の骨折を生じる。予後は悪く，早期に関節不安定症，関節拘縮，変形性肘関節症に陥るとされてきたが[1]，尺骨鉤状突起，前方関節包，橈骨頭，LCLを一期的に修復する[2]ようになってからは，良好な成績が得られるようになった[3]。

手術進行

1. 皮切および展開
2. 鉤状突起骨折の内固定
   ・Tip-subtype 1
   ・Tip-subtype 2から anteromedial-subtype 2
   ・アプローチの追加
   ・プレート固定
3. 橈骨頭骨折の内固定・人工橈骨頭置換術
4. 外側側副靱帯（LCL）および輪状靱帯の修復
5. 透視による肘伸展位での不安定性評価
6. 内側側副靱帯（MCL）の修復
7. 術後外固定
8. 後療法

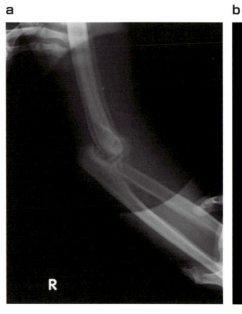
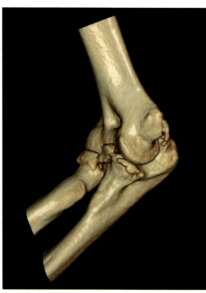

図1　後方脱臼，尺骨鉤状突起骨折，橈骨頭骨折を合併した terrible triad
a：単純X線像
b：3D-CT。鉤状結節の骨折を含むanteromedial-subtype 3である。

● 画像評価

鉤状突起骨折［CT分類（O'Driscoll分類）[4]］

骨折部位を3つ（Type 1：tip，Type 2：anteromedial，Type 3：basal）に分け，さらに骨折部位の範囲でsubtypeに分けている 図2 。鉤状突起の内側部分（鉤状結節）はMCLが停止し，解剖的に修復されないと高度な不安定性を残す。

また骨接合には内側アプローチが必要なため，この骨折の有無を把握することはきわめて重要である。鉤状結節骨折はanteromedial-subtype 3として言及されている 図1b 。

橈骨頭骨折

Mason-Morrey分類[5]が頻用される 図3 。

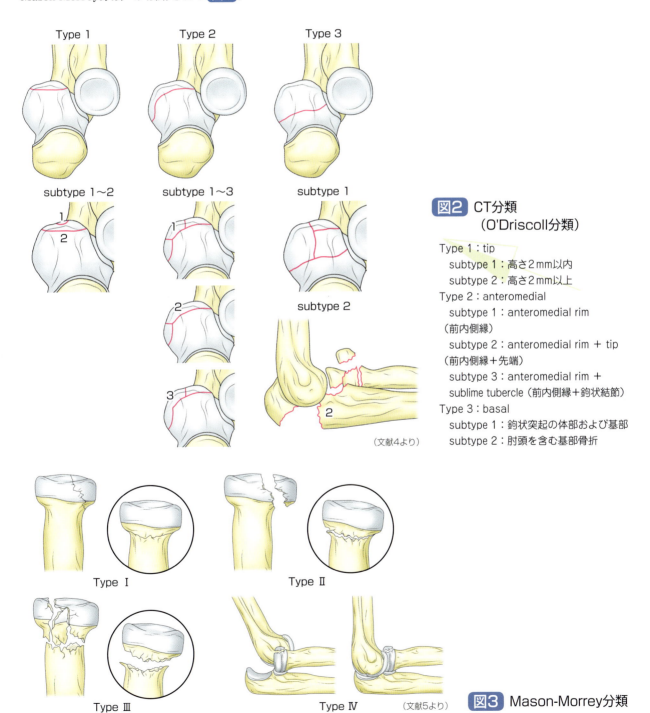

図2 CT分類（O'Driscoll分類）

Type 1：tip
　subtype 1：高さ2mm以内
　subtype 2：高さ2mm以上
Type 2：anteromedial
　subtype 1：anteromedial rim（前内側縁）
　subtype 2：anteromedial rim ＋ tip（前内側縁＋先端）
　subtype 3：anteromedial rim ＋ sublime tubercle（前内側縁＋鉤状結節）
Type 3：basal
　subtype 1：鉤状突起の体部および基部
　subtype 2：肘頭を含む基部骨折

（文献4より）

図3 Mason-Morrey分類

（文献5より）

靱帯損傷
　MRIは断裂部位（骨付着部か実質部か）を診断するのに有用である。アプローチの際に靱帯断裂部位が判っていると安心である。靱帯損傷がどのくらい関節不安定性に関与しているかの評価と，靱帯修復に対する治療方針の決定には，術中ストレス検査で行う。

●適応と禁忌

　適応は，①関節内骨折で転位した症例，②脱臼の徒手整復または保持が不可能な症例，③肘関節伸展で不安定性が残存する症例である。

　「橈骨頭骨折が関節面の25％以下で転位がない，および鉤状突起のtip fracture・脱臼整復後に伸展位でも不安定性がない」という軽症例以外には手術適応がある。

●麻酔

　全身麻酔で行う。術後の疼痛緩和のために斜角筋ブロックを併用するとよい。

●体位

　仰臥位で行う。手術手台の上に肘を置き，X線透視装置が入るようにする。自重伸展位での肘関節不安定性を評価するため，透視装置のアームを横向きに入れて撮影できるようにする 図4 。

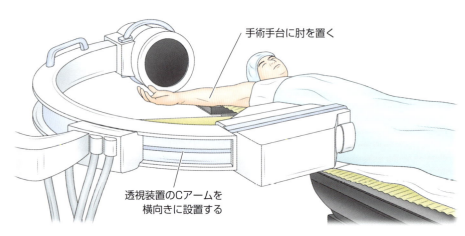

手術手台に肘を置く

透視装置のCアームを横向きに設置する

> **コツ&注意 NEXUS view**
> 正確な側面像を撮影するためには上腕を外旋させる必要がある。両側の肩甲骨の間に小さな円柱形の枕を入れると，肩甲骨がよく動いて上腕を外旋しやすくなる。

図4 体位
自重伸展位でのX線透視側面像で肘関節不安定性を評価する。

❶術前CTでは鉤状結節骨折（anteromedialの内側部分）の有無を確認する。
❷外側の伸筋腱・靱帯損傷部から関節内に進入し，内側（鉤状突起）から外側（橈骨頭，LCL）の順に修復する。
❸肘伸展位での透視像で不安定性を確認する。

手術手技

1 皮切および展開

外側からアプローチして，上腕骨外側上顆から近位に向かって展開し，上腕三頭筋と腕橈骨筋，長橈側手根伸筋の間を進入する．遠位への展開には，Kaplan extensile lateral approach（長・短橈側手根伸筋と総指伸筋の間）とKocherのアプローチ（肘筋と尺側手根伸筋の間）の2つのアプローチがある 図5 ．

Kaplan extensile lateral approachは，前方を展開するため関節内操作が容易であるのに比べ，後方を展開するKocherのアプローチはLCLの遠位の修復に適する．LCLは上腕骨付着部で断裂していることが多く，その際は靱帯遠位の修復は不要なため，関節内操作が容易なKaplan extensile lateral approachがよい．

LCLの前縁から輪状靱帯まで切離して，橈骨頭を露出する．筋鉤で前方関節包を前方に牽引し，鉤状突起を観察する 図6 ．

> **コツ&注意 NEXUS view**
> 実際には前腕伸筋群はいずれかの筋間で断裂していることが多く，断裂部位を分けて関節内に進入することになることが多い．

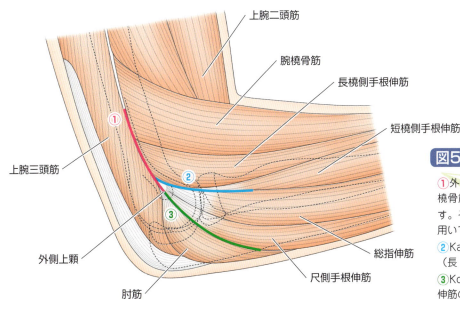

図5 外側アプローチ

① 外側上顆を同定し，近位へ展開して腕橈骨筋と長橈側手根伸筋を骨から切り離す．その後 ② もしくは ③ のアプローチを用いて遠位を展開する．
② Kaplan extensile lateral approach（長・短橈側手根伸筋と総指伸筋の間）
③ Kocherのアプローチ（肘筋と尺側手根伸筋の間）

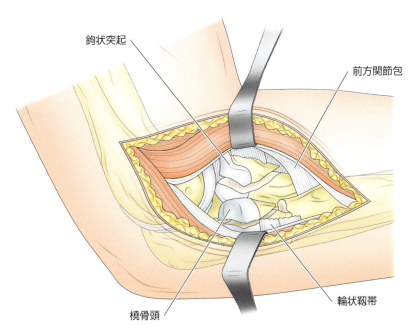

図6 外側アプローチからの展開

LCLの前縁から輪状靱帯まで切離して橈骨頭を露出させ，筋鉤で前方関節包を前方に牽引して鉤状突起を観察する．

2 鉤状突起骨折の内固定

Tip-subtype 1

Tip-subtype 1骨片は関節包は付着しておらず，骨接合の必要はない。前方関節包の断裂を認めた際にはpull out wiringで修復する。鉤状突起を背側からスクリュー固定するのは手技的に難しく，粉砕骨片では術後転位の危険性が高い。前方からのスクリュー固定は，前方からの展開の際に関節包を損傷し，修復不可能となることもある。

これらスクリュー固定の欠点を補うのが，鉤状突起骨片および関節包を一塊としてpull out wiringする"lasso technique"[6]である 図7。

Tip-subtype 2からanteromedial-subtype 2

Tip-subtype 2からanteromedial-subtype 2までは，粉砕骨折・小骨片では軟硬線もしくは非吸収糸（fiber wireなど）をかけ，尺骨後方へ引き出して縫合するか，アンカーを使用して固定する 図7。

コツ&注意 NEXUS view

骨片を引き出す際には前十字靱帯（anterior cruciate ligament；ACL）再建用のsuture retrieverか，2つ折りにした軟硬線を使用する。尺骨から出したワイヤー・アンカーの糸をいったん仮縫合した後に不安定性の評価を行い，不安定ならば再度緩めて固定を追加する。

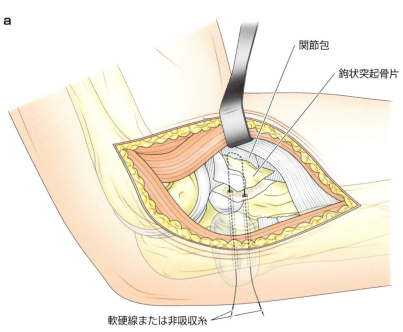

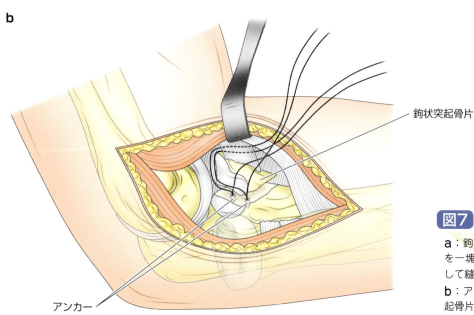

図7 Lasso technique
a：鉤状突起骨片および関節包を一塊として尺骨後方へ引き出して縫合する。
b：アンカーを使用して鉤状突起骨片を固定する。

アプローチの追加

Basalで骨片の粉砕がない例では，前方からのスクリュー固定が可能である．その際は内側からover the top approach（円回内筋と屈筋群の間）を追加する 図8 ①．

Anteromedial-subtype 3は骨片が内側に位置するため，外側からの観察・操作が不可能なので，内側アプローチを追加する．展開はnatural split approach（尺側手根屈筋の上腕骨頭と尺骨頭の間）を用いる 図8 ②．

プレート固定

この部分の骨折は不安定性を残しやすいため，プレートを用いて解剖学的に強固な内固定を行う必要がある．最近はいくつかの専用プレートが使用可能となっている 図10．

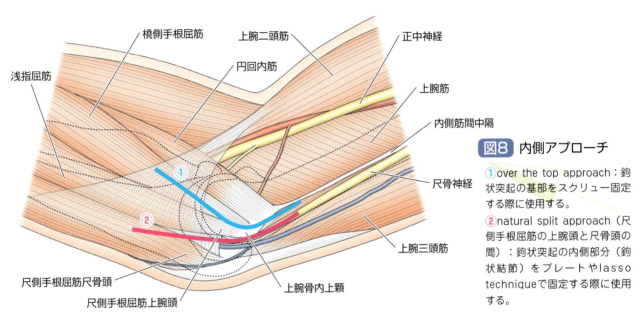

図8 内側アプローチ
①over the top approach：鉤状突起の基部をスクリュー固定する際に使用する．
②natural split approach（尺側手根屈筋の上腕骨頭と尺骨頭の間）：鉤状突起の内側部分（鉤状結節）をプレートやlasso techniqueで固定する際に使用する．

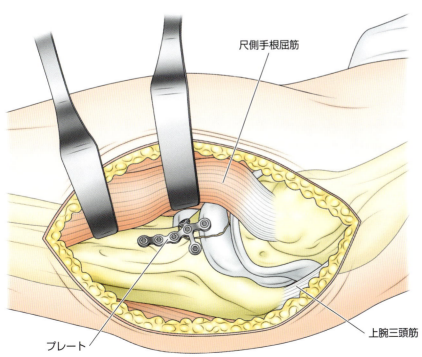

図9 プレート固定
Anteromedial-subtype 3は不安定性を残しやすいため，プレートを用いて解剖学的に強固な内固定を行う必要がある．

3 橈骨頭骨折の内固定・人工橈骨頭置換術

　Mason-Morrey分類Type Ⅳなどの高度粉砕骨折例で，早期運動に耐えうる骨接合が不可能ならば，人工橈骨頭を使用する 図10 。詳細はp.72「橈骨頭・頚部骨折に対する人工橈骨頭置換術」にゆずる。

a

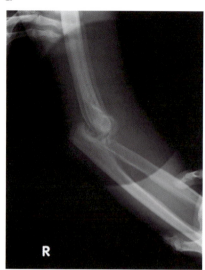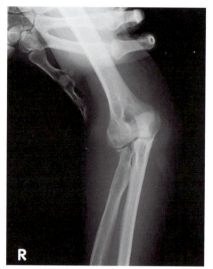

（図1aと同一症例）

b

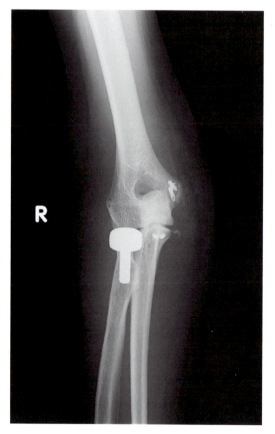

図10 人工橈骨頭置換術

橈骨頭骨折は粉砕が激しく，人工橈骨頭置換術を行った。LCLは上腕骨に骨孔を作製し修復した。内側にnatural split approachを追加した。MCL付着部の剥離骨片および鉤状突起はアンカーを用いて修復した。
a：術前
b：術後

4 外側側副靱帯（LCL）および輪状靱帯の修復

外側支持機構の修復として，まず橈骨頭を骨接合・人工橈骨頭置換術で外側スペーサーとして再建し，その後にLCL複合体を修復する．靱帯断裂部位の多くは上腕骨外上顆からの剥離である．この際suture anchorか，骨孔を作製して縫着する 図11 。

輪状靱帯が損傷している例や，橈骨頭修復の際に靱帯切離した場合には，靱帯を縫合する．靱帯の修復が困難であれば靱帯表層の筋にも糸をかけて輪状靱帯と一塊として縫合する 図12 。

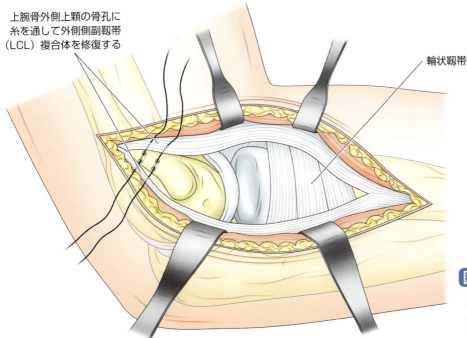

図11 LCL複合体の修復

LCL複合体はsuture anchorを用いるか，または骨孔を作製して縫着する．

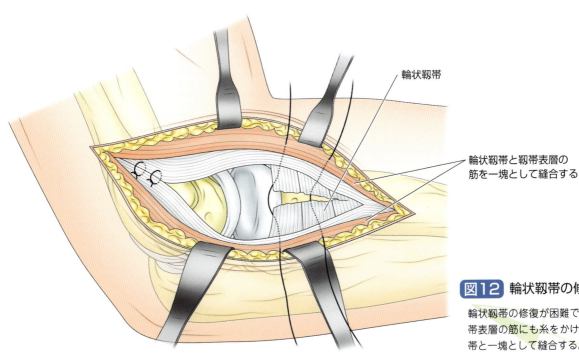

図12 輪状靱帯の修復

輪状靱帯の修復が困難であれば靱帯表層の筋にも糸をかけて輪状靱帯と一塊として縫合する．

5 透視による肘伸展位での不安定性評価

すべての骨片の整復固定と外側靱帯修復を行った後に，肘関節の不安定性を評価する。側面からの透視を行い，前腕の自重で肘を約45°まで伸展させ[6]，脱臼・亜脱臼するようであれば鉤状突起の整復位（すなわち骨性アライメント）を再度確認し，必要ならば整復・固定を追加する。

鉤状突起の整復・固定後にも，肘伸展位で亜脱臼するような不安定性が残るようなら，MCLの修復・再建を行う。本受傷では多くの症例でMCLは断裂している。外反ストレステストが陽性であっても，求心位が得られ可動域訓練に耐えられるようならば，必ずしもMCLを修復する必要はない。

6 内側側副靱帯（MCL）の修復

MCLの修復にはnatural split approach（図8 ②参照）を追加する。靱帯断裂の多くは靱帯近位側が剥離しており，上腕骨内側上顆にsuture anchorを挿入して靱帯および損傷された屈筋群に糸をかけ修復する 図13。靱帯実質部断裂であっても，断裂靱帯に糸をかけるのは困難なため，suture anchorを使用したほうが簡便である。

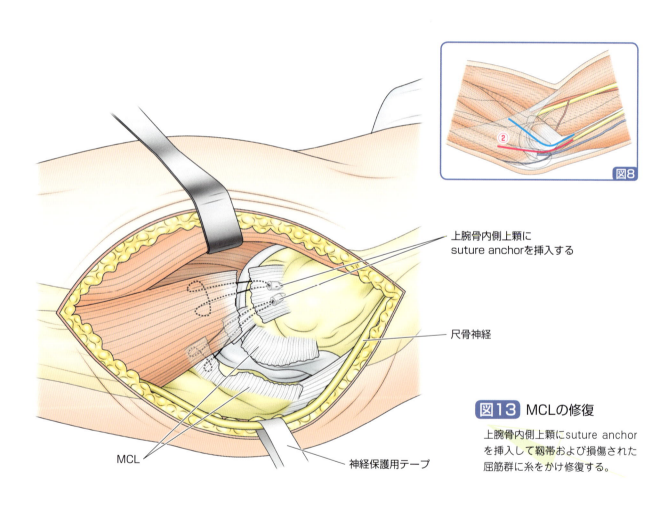

図13 MCLの修復

上腕骨内側上顆にsuture anchorを挿入して靱帯および損傷された屈筋群に糸をかけ修復する。

7 術後外固定

肘90°屈曲位，前腕回内・外中間位でギプスシーネ固定とする。

8 後療法

仰臥位で肘を挙上しての可動域運動（overhead motion protocol）[7]を術後早期から行う 図14。これは立位では前腕の自重が伸展方向に働くのに対して，仰臥位および挙上位では屈曲方向に働くため，肘関節を整復位に保持する[8]ことを利用している。

> **トラブル NEXUS view**
> 術後1週間以内にX線撮影を行い，内固定の破綻や亜脱臼が生じていないか確認する。亜脱臼がある際には早急に再手術を行う。肘関節の広範囲な靱帯・関節包断裂があり，骨片の再固定は困難なことが多いため，この際の手術的対応はヒンジ付き創外固定を行う。

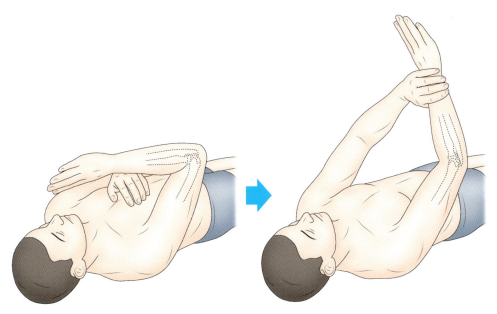

図14 仰臥位で肘を挙上しての可動域運動

前腕の自重が屈曲方向に働き，肘関節を整復位に保持する。

文献

1) Ring D, Jupiter JB, Zilberfarb J. Posterior dislocation of the elbow with fractures of the radial head and coronoid. J Bone Joint Surg Am 2002；84：547-51.
2) Pugh DM, Wild LM, Schemitsch EH, et al. Standard surgical protocol to treat elbow dislocations with radial head and coronoid fractures. J Bone Joint Surg Am 2004；86：1122-30.
3) Rodriguez-Martin J, Pretell-Mazzini J, Andres-Esteban EM, et al. Outcomes after terrible triads of the elbow treated with the current surgical protocols. A review. Int Orthop 2011；35：851-60.
4) O'Driscoll SW, Jupiter JB, Cohen MS, et al. Difficult elbow fractures：pearls and pitfalls. Instr Course Lect 2003；52：113-34.
5) Mason ML. Some observations on fractures of the head of the radius with a review of one hundred cases. Br J Surg 1954；42：123-32.
6) Garrigues GE, Wray WH 3rd, Lindenhovius AL, et al. Fixation of the coronoid process in elbow fracture-dislocations. J Bone Joint Surg Am 2011；93：1873-81.
7) Schreiber JJ, Paul S, Hotchkiss RN, et al. Conservative management of elbow dislocations with an overhead motion protocol. J Hand Surg Am 2015；40：515-9.
8) Lee AT, Schrumpf MA, Choi D, et al. The influence of gravity on the unstable elbow. J Shoulder Elbow Surg 2013；22：81-7.

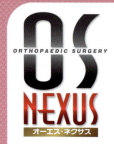

II. 肘関節周囲・肘関節骨折

上腕骨遠位端関節内骨折に対するプレート固定術

九州大学大学院医学研究院整形外科学　岡田　貴充

Introduction

●疾患概略

高齢者の上腕骨遠位部骨折は通顆骨折となりやすく，骨折線が肘頭窩・鉤突窩を通るため骨折面が平面状となり，骨折部の接触面積が小さい。そのため転位の少ない線状骨折の場合でさえも外固定期間中に転位が増大することも多く，手術による早期内固定が必要となることが多い。この骨折部の高度な不安定性に加えて高齢者が有する骨粗鬆症という背景から，Kirschner鋼線（K-wire），スクリュー，リコンストラクションプレートによる固定では十分な固定力が得られないことが多く，今やanatomical locking plateによる固定が一般的であることに異論の余地はないものと思われる。

同部位の骨折の治療戦略には，Jupiter[1]が提唱する"three column theory"が有用である。①上腕骨shaftの内側半分と内側上顆を"medial column"，②上腕骨shaftの外側半分と小頭後方からなる"lateral column"，③関節軟骨を有する滑車・小頭からなる"tie-arch"の3要素に分けて，それぞれを整復・固定することで本骨折を治療しようとするものである。

ここではAO分類C型に分類される「いわゆるT・Y字型骨折」に対するanatomical locking plateの術式を中心に述べる。

術前情報

●手術適応

関節面に及ぶ骨折型であり，正確な解剖学的整復，早期リハビリテーションを可能とする強固な内固定が必要であることより，転位を認めるものはすべて手術適応と考えられる[2]。

●麻酔

上肢伝達麻酔でも可能ではあるが，腸骨部からの採骨の可能性もあり著者らは全例全身麻酔で行っている。

●手術体位

側臥位，腹臥位ともに可能であるが，著者らは側臥位で行っている。術中に肘関節が屈曲，伸展ともに可能となるように前腕はフリーとする 図2 。

●術前準備

術中の正確な整復のために，術中X線透視を行う。体位をとった際に術中透視装置をセッティングし，正面・側面の術中透視が可能であることを確認する。術中透視装置は患者頭側からの体に平行に設置するようにしている。

腸骨採骨部位の準備も行う。

●合併症の把握

本法においては下記の合併症の報告が散見される。手術に望むに当たり改めて認識して手術に取り組む必要がある。

●神経障害

尺骨神経：術中の保護が重要であることはいうまでもない。内側にプレート固定を行った際は尺骨神経を前方移行したほうが無難であると思われる。

橈骨神経：外側プレートの長さに注意が必要である。肘頭窩近位縁レベルから外側では7.5cm近位，内側では10.5cm近位に橈骨神経が存在する[3]ことを念頭に置いてプレート長を設定する。

手術進行

1. 皮切および皮下の展開
2. 尺骨神経の同定・保護
3. 骨折部の展開
4. 骨折部の整復・固定
   ・関節面を含む骨片の整復・固定
   ・骨幹部と遠位関節面骨片の固定
5. プレートの選択・設置
   ・プレートの選択
   ・プレートの設置
6. 閉創
7. 後療法

●皮膚刺激症状
　両側プレート固定を行うことにより，プレートによる皮膚刺激症状（創離開，皮膚壊死など）を生じやすい。欧米人用にデザインされたものを小柄な日本人女性に使用する際は特に注意を要する。

●プレート固定近位部での骨折
　両側プレート固定を行う際，内・外側のプレート長を同じにしないことが推奨されている。特にプレート長を同じくして最近位のホールに両側からスクリューを挿入する場合はfailureが多いとの基礎実験データもあり注意を要する[4]。

●異所性骨化
　成人同部位の骨折に対する観血的骨接合例の8.6％に症候性異所性骨化を合併した[5]との報告がある。

●その他
　矯正損失，遠位スクリューの関節内穿孔，遷延癒合（骨癒合不全）にも注意を要する。

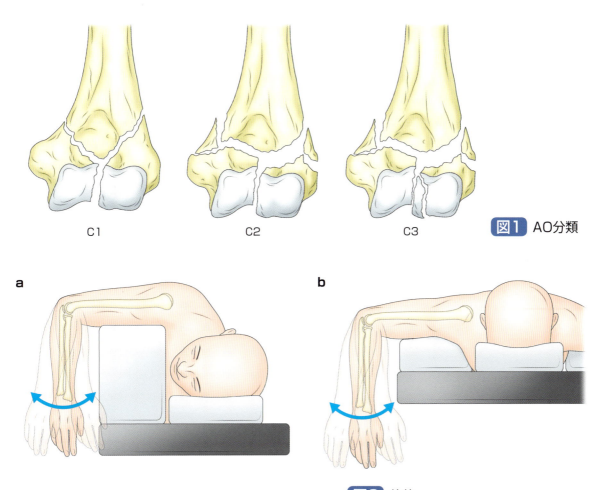

図1 AO分類

図2 体位
いずれの体位においても肘関節の屈伸が可能なようにする。
a：側臥位
b：腹臥位

Fast Check
① 可能な限り解剖学的整復に努める。
② 患者や骨折型の特徴を踏まえてプレートを選択し，インプラントの手技を習熟して手術に臨む。
③ 起こりうる合併症を把握して手術に臨む。特に長時間の手術となるため，術後の高度な腫脹・感染の発生に注意する。

手術手技

1 皮切および皮下の展開

後方正中に縦切開を置き肘頭先端では橈側凸の弓状とする 図3。

皮下組織は筋・腱膜まで一気に鋭的に展開し，筋・腱膜上で皮下組織を挙上することで皮膚壊死の発生を避ける 図4。

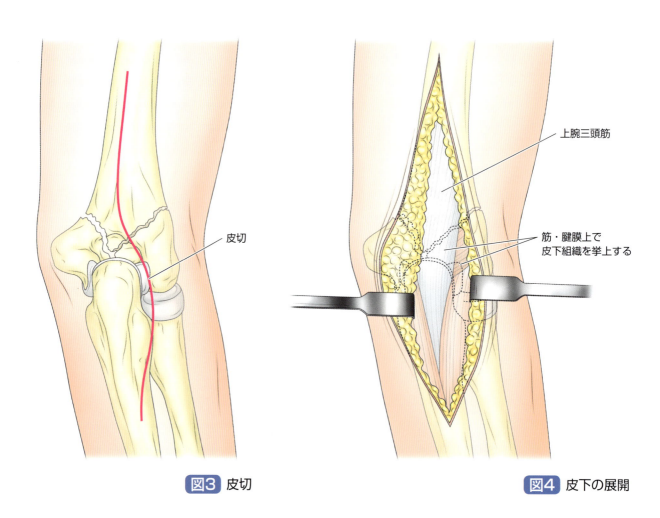

図3 皮切

図4 皮下の展開

2 尺骨神経の同定・保護

深部ではまず，尺骨神経を保護する。肘部管を開放し，尺骨神経を尺側手根屈筋まで展開し神経保護用テープをかける 図5 。

> **コツ&注意 NEXUS view**
> 後の尺骨神経前方移行の際にOsborne靱帯の掌側部を利用するため，肘部管の開放の際はOsborne靱帯の背側を切開するようにしている。

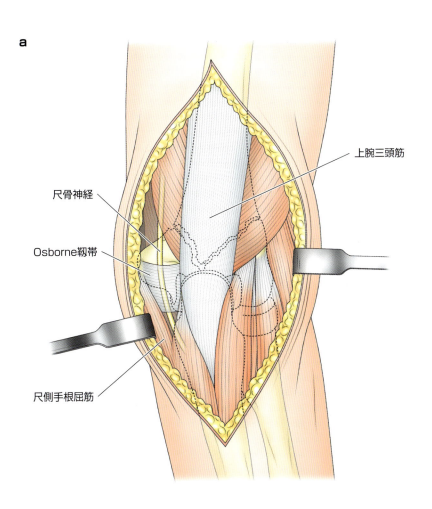

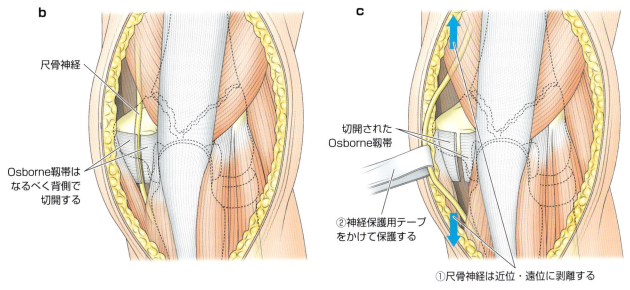

図5 尺骨神経の同定・保護

3 骨折部の展開

　AO分類C1型骨折では，上腕三頭筋内・外側両縁を切開し，上腕三頭筋をそれぞれ内・外側によけて骨折部へアプローチが可能なこともあるが 図6a ，関節面の観察および正確な整復・固定には肘頭骨切りによるアプローチが優れる 図6b ， 図6c 。

　骨切り接触面が増大し，骨片の回旋防止となるため，骨切りはV字型に行っている（chevron osteotomy）。上腕三頭筋内・外側両縁を切開し，肘関節を伸展位として腕尺関節面に間隙を設け，そこにエレバトリウムを挿入して滑車関節面を保護する。V字の頂点となる部位にK-wireで穿孔しておき，最初はボーンソーを用いて，最終的にノミを用いて骨切りを行う。

> **コツ&注意 NEXUS view**
> 関節面の整復が困難な場合は躊躇せずに肘頭骨切りを行い，関節面の視野を獲得することが重要である。

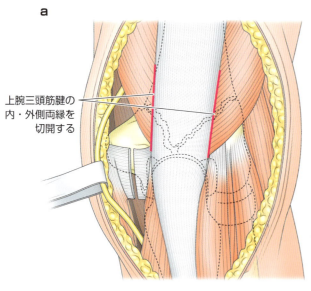

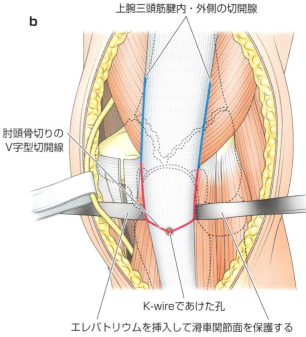

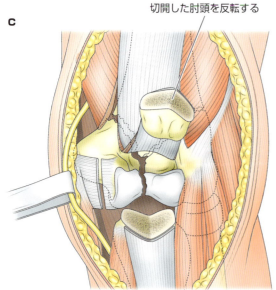

図6 骨折部の展開

a：上腕三頭筋内・外側両縁の切開による展開。
b：肘頭骨切りによる展開。肘頭をV字型に骨切りする。V字の頂点はK-wireで穿孔しておき，切れ込みの拡大を未然に防ぐ。骨切りの際はボーンソーやノミが上腕骨滑車に切り込まないように注意する。
c：上腕三頭筋内・外側両縁の切開を延長して肘頭を反転する。

4 骨折部の整復・固定

関節面を含む骨片の整復・固定

内・外側上顆に付着する筋群や骨膜はなるべく剥離せずに展開する。

まず，遠位の滑車部の骨片（tie-arch 図7a ③）を整復固定し，関節面を一塊とする。橈側より，cannulated screwやheadless screwのガイドワイヤーを刺入して仮固定を行う。この際プレートのスクリューと干渉しないように固定は滑車のできるだけ遠位に刺入する。続いてスクリュー挿入の際の回旋防止用に2.0mm径K-wireを刺入してからスクリュー固定を行う 図7b。

AO分類C3型骨折の場合，滑車幅の短縮により腕尺関節の不適合性が生じないように，圧縮・粉砕などによる骨欠損部には骨移植を併用する。直視下・X線透視下に正面・側面の良好な整復位が確認できたら，スクリューを挿入して骨片を固定する 図7c。

骨幹部と遠位関節面骨片の固定

骨幹部と遠位関節面骨片の固定に移る。Medial column，lateral column（図7a ①，②）の整復を行う。プレートの設置に邪魔にならないようにできるだけ遠位から近位に向けて2.0mm径K-wireを用いて仮固定をする 図7d。K-wireは1本ずつでは不安定なこともあり，必要に応じて本数を追加する。

> **コツ&注意 NEXUS view**
>
> 特に関節面となる滑車前面・上腕骨小頭の再建が重要であることはいうまでもなく，この部分の再建にこだわる。特にAO分類C3型骨折の場合スクリューを締めすぎることにより，滑車幅の短縮を招かないように注意を要する。
>
> 遠位関節面においても骨欠損が生じている場合もあるため，直視下の骨片間の整復にとらわれすぎず，X線透視下による正・側面像による整復位を確認することが重要である。

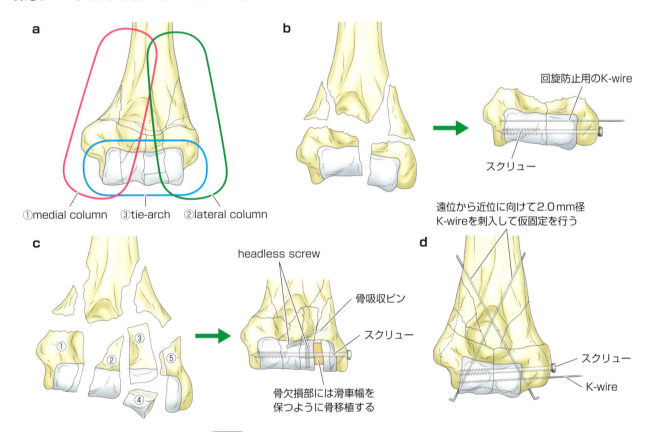

図7 関節面の整復固定

a：①上腕骨shaftの内側半分と内側上顆を"medial column"，②上腕骨shaftの外側半分と小頭後方からなる"lateral column"，③関節軟骨を有する滑車・小頭からなる"tie-arch"の3要素に分けた"three column theory"に則り整復・固定を行っていく。
b：AO分類C1・C2型骨折。スクリューを挿入する前に，回旋防止用にK-wireを刺入する。
c：AO分類C3型骨折。②〜④のような骨片同士は，headless screwや骨吸収ピンで固定して大きな骨片とする。移植骨ブロックに対して小骨片を組みあげる場合もある。
d：プレート設置の邪魔にならないように2.0mm径K-wireを遠位から近位に向けて刺入し，骨片の仮固定を行う。

5 プレートの選択・設置

プレートの選択

わが国では約10種類の機種が使用可能であるが、①プレートの形状・厚さ（小柄な日本人女性への適合性）、②遠位骨片への挿入可能なスクリュー数、③プレートを当てる部位（内側プレート、外側プレート、後外側プレート、後内側プレート）、④polyaxial screwのlocking固定が可能か、など機種ごとにさまざまな特徴がある。患者や骨折型の特徴を踏まえてプレートを選択することが重要である。また、インプラントごとに手術手技も異なるため、術前に確認しておく必要がある。

プレートの設置

高齢者では骨粗鬆を背景にもつ症例が多いことから、double platingを選択することがほとんどである。

プレート固定の順番は多くの場合、解剖学的整復を得やすいことから、骨接触面が多く粉砕が少ない側から固定し、粉砕が多い側を後で固定する 図8 。外側部の上腕骨小頭後面には関節軟骨がないため、外側部の固定には外側プレートだけではなく後外側プレートが選択できるが、内側部には滑車軟骨があるため、後内側プレートは当てずに一般的に内側プレートを用いている。外側は骨折の形態により当てやすいほうを選択している。

内・外側一側の固定により、3 columnのうち2 columnが固定されたことになるため、骨折部にある程度の安定性が得られる。残りの一側には、骨片の圧縮・粉砕などにより間隙が生じることがあるが、その際は主たる骨片間をプレートにて固定し、第3骨片や移植骨をその間隙に充填する。

肘頭窩に骨片が突出すると肘関節の伸展制限の原因となるため注意を要する。

> **コツ&注意 NEXUS view**
> 内・外側のプレートの近位断端の高さが同じとなり、最近位スクリューを両側から挿入すると、プレート固定近位部での再骨折のリスクが高まる。議論の余地があるとは思うが、プレート高位は同じにしないほうが無難である。

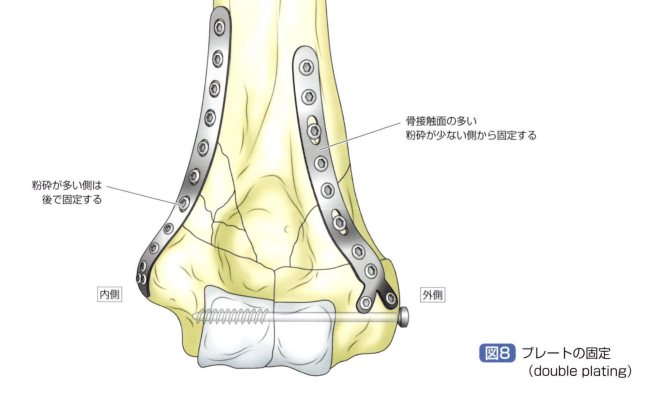

図8 プレートの固定（double plating）

6 閉創

手術時間が長時間となりやすいため，洗浄は徹底的に行う。

尺骨神経は内側上顆の前方に移動させ，皮下脂肪織と遺残させたOsborne靱帯の掌側部の間でトンネルを作製し，伸展時に内側上顆やプレートに接触しないようにする図9。肘関節を屈伸させ尺骨神経に緊張や狭窄が生じないかを確認する。

骨切り部は肘頭部を元の位置に戻し固定を行う。固定法はスクリュー固定などでもよいが，著者らはtension band wiringを用いている。

骨切り部を整復した後，切離した内・外側の上腕三頭筋腱間を修復する。

吸引ドレーンを留置して閉創する。

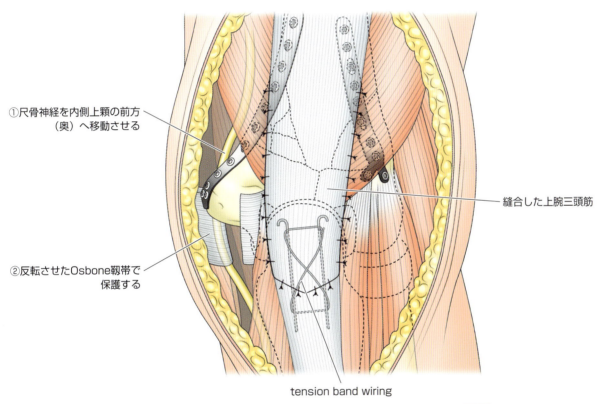

①尺骨神経を内側上顆の前方（奥）へ移動させる

②反転させたOsbone靱帯で保護する

縫合した上腕三頭筋

tension band wiring

図9 閉創時の尺骨神経保護

骨接合後，閉創の際に尺骨神経を前方移行する場合は，Osbone靱帯を反転して背側の壁として利用する。

7 後療法

　肘関節屈曲90°でシーネ固定をする。両側からのプレート固定ではあるが，粗鬆骨や認知症などを背景にもつ高齢者であることを念頭に置いた術後経過観察が重要である。疼痛・腫脹の軽減する術後5日前後を目安に，自動可動域訓練から開始する。夜間シーネ固定は術後3週程度まで継続するが，日中のシーネ固定の継続は患者の理解力・骨折の固定力に応じて変更する。

　異所性骨化の出現に注意しながら，術後早期は自動運動に自動補助運動を追加し，強制的な他動可動域訓練は術後3週をめどに行う。

文献

1）Jupiter JB. Complex fractures of the distal part of the humerus and associated complications. J Bone joint Surg Am 1994；76；1252-64.
2）Sanchez-Sotenlo J, Torchia ME, O'Driscoll SW. Complex distal humeral fractures：internal fixation with a principle-based parallel-plate technique. J Bone Joint Surg Am 2007；89；961-9.
3）Hackl M, Damerow D, Leschinger T, et al. Radial nerve location at the posterior aspect of the humerus：an anatomic study of 100 specimens. Arch Orthop Trauma Surg 2015；135；1527-32.
4）Hackl M, Wegmann K, Taibah S, et al. Peri-implant failure in dual plating of the distal humerus-A biomechanical analysis with regard to screw and plate positioning. Injury 2015；46；2142-5.
5）Nauth A, McKee MD, Ristevski B, et al. Distal humeral fractures in adults. J Bone Joint Surg Am 2011；93；686-700.

肩関節周囲・肩関節骨折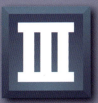

III. 肩関節周囲・肩関節骨折
上腕骨近位端骨折の治療方針

東都文京病院整形外科／獨協医科大学　玉井　和哉

Introduction

特徴

　上腕骨近位端骨折は全骨折の4～5%を占める。発生頻度は人口10万人当たり年間105人とされているが，近年は増加しつつある。女性では男性の2倍以上発生し，80～89歳女性で最も発生頻度が高い。本骨折の87%は立った高さからの転倒，すなわちlow energy traumaによって生じる[1]。しかし外出の多い生活をしている人は骨折リスクが低い[2]。このように上腕骨近位端骨折の多くは活動性の低い高齢者に発生するため，脆弱な骨にも適用可能な治療法を選択することが重要である。

●診断に必要な検査法

　基本的には単純X線撮影により診断する。肩関節前後方向撮影，肩甲（scapular）Y撮影，Velpeau腋窩撮影の3方向撮影が勧められる 図1 。これはtrauma seriesとよばれ，骨折した上肢を動かさずに情報が得られる組み合わせである。

　骨折が明らかでない場合には，CT，MRI検査を行う。小結節単独骨折は単純X線像では見逃されやすく，CTで明らかになることがある。大結節に不顕性骨折（occult fracture）が生じることはまれではなく，MRIで初めて診断できる。複雑な骨折型に対しては3D-CTが有用である。

●治療原則

　上腕骨近位端骨折の治療原則は，AOグループ 表1 とNeer 表2 によって示されている。常にこの2つの原則を念頭に置いて治療法を決めるのがよい。

治療方針

1. 骨折型分類の特徴
   - AO/ASIF分類
   - Neer分類
   - Neer分類を用いる場合の注意点
2. Neer分類の骨折型別治療方針
   - 非転位型骨折（1-part骨折）
   - 2-part外科頚骨折
   - 2-part大結節骨折
   - 3-part骨折
   - 4-part外反嵌入骨折
   - 4-part骨折およびhead splitting骨折
3. 予後に影響する因子

コツ&注意 NEXUS view

　Neer分類では転位型骨折（1cm以上の横転位，または45°以上の軸転位）と非転位型骨折とを区別するが，転位型骨折＝手術適応ではない。特に外科頚骨折については1cm以上の転位があっても保存療法が原則である。AOグループも20mm以上の転位を手術適応としている。

　大結節骨折については，1cm以上の転位があれば手術適応であることには異論がないが，AOグループは5mmの転位で手術を勧めている。すなわち大結節は外科頚とは逆に，Neer分類で非転位型に属する骨折でも手術を考慮すべきである。

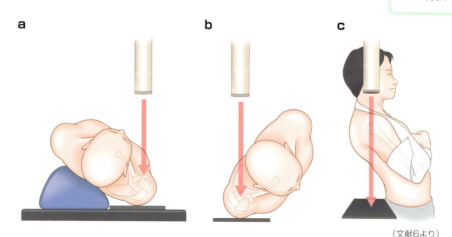

図1　Trauma series
a：肩関節前後方向撮影
b：肩甲（Scapular）Y撮影
c：Velpeau腋窩撮影

（文献6より）

上腕骨近位端骨折の治療方針

保存療法の適応	高齢者 併存症が多い場合 転位が少ない場合
手術療法の適応 (約20%の症例)	若年者,活動的な高齢者 次のいずれか 　結節の転位≧5 mm 　骨幹部の転位≧20 mm 　骨頭骨片の軸転位≧45°

(文献11より)

表1 上腕骨近位部骨折の保存療法と手術療法(AOグループ)

1-part骨折	保存療法 他動運動から始めて次第に自動運動へ
2-part骨折	保存療法 例外:大結節の転位,外科頚骨折の一部は手術療法
3-part骨折	観血的整復内固定術 例外:高齢者,骨頭に付着する軟部組織が貧弱な場合は人工骨頭
4-part骨折	人工骨頭

(文献6より)

表2 上腕骨近位部骨折の治療原則(Neer)

治療方針

1 骨折型分類の特徴

AO/ASIF分類

AO/ASIF分類[1]では骨折を3型に大別している。すなわち,関節外に1箇所の骨折線があるA型(unifocal fracture),関節外に2箇所の骨折線があるB型(bifocal fracture),関節内骨折であるC型である。そしてそれぞれを脱臼の有無や転位の程度などによってさらに細分している 図2。

骨頭への血流はA型では障害されず,B型では部分的に障害され,C型では障害される。他部位の骨折のAO/ASIF分類と共通のコンセプトであるため骨折の記録に適しており,外傷外科の領域でよく用いられる。

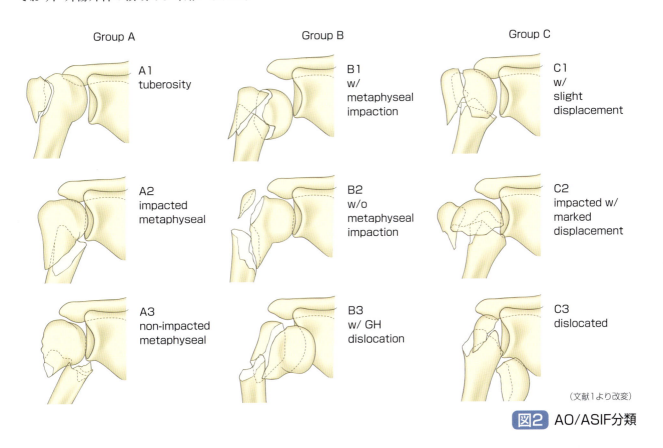

(文献1より改変)

図2 AO/ASIF分類

Neer分類

Neer分類（four-segment classification）[3]は，骨折を起こした上腕骨近位端が小児期の4つの骨端核（①骨頭，②大結節，③小結節，④骨幹部）に分かれる傾向があることを利用した分類である。この4つのセグメント相互の間に1cm以上の横転位，あるいは45°以上の軸転位がある場合を転位型骨折（2-part，3-part，4-part骨折）とし，これ以下の転位であれば最小転位骨折（1-part骨折）とする。2002年に4-part外反嵌入骨折が追加された 図3 。骨折型と治療法選択との関係がわかりやすいことが特徴である。

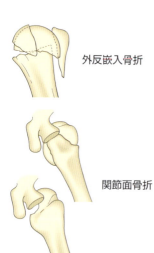

（文献7より改変）

図3 Neer分類（2002年）

従来のNeer分類に4-part外反嵌入骨折を加えたものである。

Neer分類を用いる場合の注意点

骨折線があっても1cmあるいは45°以下の変形であればpartと数えてはいけない 図4。このような骨折は周囲の軟部組織が残存した安定型であり，骨血流も保たれている可能性が高い。このことがNeer分類の最も重要なポイントである。

本分類に当てはまらない骨折も存在する。著者らの調査では，Neer分類（2002年）は98％の骨折をカバーしていたが，2％はどの骨折型にも当てはまらなかった。しかもそれらは解剖頚骨折を伴い骨頭壊死のリスクが高い骨折型であった 図5。少数ではあるが，「分類不能」な，予後不良の骨折型があることを認識しておく必要がある。

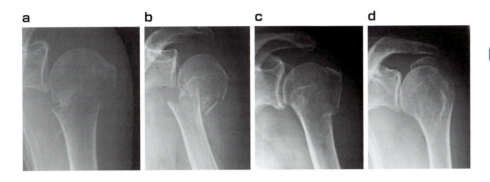

図4 Neer分類における1-part骨折と2-part骨折

a，b：外科頚骨折。aは1-part骨折，bは2-part骨折である。
c，d：大結節骨折。cは1-part骨折，dは2-part骨折である。

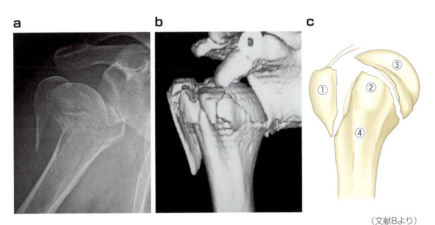

（文献8より）

図5 Neer分類（2002年）に当てはまらない骨折の例

3つのpartに分かれた骨折であるが，通常の3-part骨折では骨頭に付着する小結節が，骨幹部に付着している。結節を介して骨頭に入る血流はなく，この点で4-part equivalent fractureである。
a：単純X線前後像
b：3D-CT
c：本骨折型の模式図（①：大結節，②：小結節，③：骨頭，④：骨幹部）

2 Neer分類の骨折型別治療方針

非転位型骨折（1-part骨折）

大結節骨折を除くすべての1-part骨折は保存的に治療する。受傷後1週以内におじぎ運動，振り子運動を開始し，次第に自助他動運動，抗重力運動と進める。

保存療法では一般に骨癒合は良好であり，骨粗鬆症があっても基本的には骨癒合の妨げにはならない。特に早期運動療法の有効性はよく知られており，受傷後1週以内に運動療法を始めると機能的予後がよい。

なお大結節骨折については，5mmの転位があればスクリューまたは引き寄せ鋼線締結法による内固定を行うのがよい。最近は関節鏡視下の内固定術がよく行われるようになった。

2-part外科頸骨折

骨折端が接触している外科頸骨折は保存療法の適応である．外科頸部の骨横径は30〜40mmであるので，約20mmまでの転位であれば保存療法が十分可能である．受傷後3週間外固定の後，運動療法を開始する．

骨折端が接触していない例，あるいは保存療法中に転位が増強する例には手術療法を行う．髄内釘固定，プレート固定が最もよく行われる．

一方，弾力的固定法に属するKapandji法（およびその変法）が行われることもある図6a．

外科頸骨折の治療では，三角筋の収縮力によって常に内反の力が働いていることに注意を払わなければならない．保存療法を行う場合，受傷後2〜3週は週に2回程度のX線チェックが必要である．この内反力に対抗する1つの方法は，外側に引き寄せ鋼線締結法での固定を加えることである．

ロッキングプレート固定後にも内反変形が起こるが，内側骨皮質の支持性がない場合に起こりやすいと考えられている．これを防ぐには支持スクリュー挿入または髄内へのstrut bone graft（支柱骨移植）が必要であるとされている．

2-part大結節骨折

大結節は付着する腱板の牽引力によって上方または後方に転位する．大結節の癒合不全や残存転位は外転力低下，肩峰下インピンジメントの原因となるので，積極的に手術を行う．高齢者では固定材料としてスクリューを用いると骨片が割れるおそれがあるので，腱板に軟鋼線または縫合糸を通す引き寄せ鋼線締結法が勧められる．

3-part骨折

原則として骨接合術を行う．主な術式は，①pin and wire固定（スクリューを含む）図6b，②糸・軟鋼線による骨縫合，③引き寄せ鋼線締結法，④髄内釘固定図6c，図6d，⑤プレート固定などである．

どの固定法を用いるかは骨折型，粉砕や骨粗鬆化の程度，全身状態などを考慮して決めるが，その際，低侵襲であることを優先する（しばしば弾力的内固定図6a，図6bとなる）考え方と，初期固定力の強さを優先する（髄内釘，プレート固定図6c，図6d）考え方とがある．

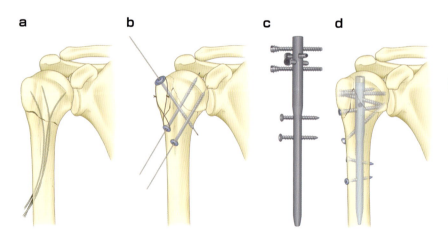

図6 2-part外科頸骨折および3-part・4-part骨折に対する主な骨接合術
a：Kapandji法
b：Pin and wire固定
c，d：髄内釘（straight nail）
c：Targon® PH-P（ビー・ブラウンエースクラップ社）
d：MultiLoc（Depuy Synthes社）

プレート固定を行う場合にも，より低侵襲な最小侵襲プレート固定法（minimally invasive plate osteosynthesis；MIPO）が勧められる．

髄内釘は成績良好ではあるが，20〜30%の症例で不具合（スクリュー後退，骨頭穿破，結節転位，骨壊死など）が起こる．ロッキングプレート固定は骨粗鬆化の強い症例にも有効であるが，13〜36%で不具合（スクリューのカットアウト，骨頭穿破，内反変形）が生じる．このような合併症は60歳以上の患者で有意に多い．

上腕骨頭の骨密度は中央から後方で高いので，プレート固定の際には後方にスクリューを入れたほうが安定性がよい．さらに治療前に橈骨遠位部の骨密度を測定し，橈骨とよく相関する上腕骨近位部の骨密度を推定することも必要だと思われる．

4-part外反嵌入骨折

この骨折型の特徴は，①骨頭が骨幹部に嵌入していること，②骨頭と関節窩はある程度対向していること，③結節は割れているが，骨頭・骨幹部の近くにとどまっていること，などである．

骨頭の内側端が骨幹部に近接しており，内側のperiosteal hingeが残存しているため，骨頭壊死の頻度（8〜26%）は真の4-part骨折（21〜75%）よりも低い[4]．

この骨折型では骨頭に比べて大結節は相対的高位にある．しかしこれは骨頭が陥没した結果であって，2-partおよび3-part大結節骨折のように大結節が腱板に牽引されて転位した結果ではない．従って本骨折型では大結節を引き下げるのではなく，骨頭を持ち上げることが治療の本質である 図7 ．

4-part骨折およびhead splitting骨折

人工骨頭置換術（humeral head replacement；HHR）が第一選択となる．しかし術後の機能回復が不満足な例が30〜40%を占め，自動屈曲は平均90°前後である．HHRで良好な結果を得るには，①受傷後14日以内に手術を行うこと，②humeral offset（上腕骨の外側への張り出し）を保つこと，③結節の合併症を回避することが重要である．

結節の癒合不全や術後の骨吸収を防ぐためには，ステムに骨を充填する窓のある骨折用のインプラントを用いること，しっかりと結節を締結することが勧められる．

粉砕の強い場合や結節の癒合不全が予想される場合は，リバース型人工肩関節置換術（reverse total shoulder arthroplasty；RTSA）が選択肢の1つとなる．

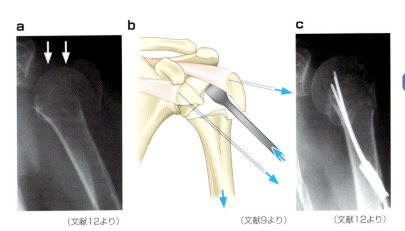

図7 4-part外反嵌入骨折
a：受傷直後．骨頭が大結節よりも低位となり，骨幹部に嵌合している．骨頭に軸圧（矢印）が加わって発生したと考えられる．
b：外反嵌入骨折に対する治療原理．結節を保持しながら骨頭を持ち上げる治療が必要である．
c：経皮的にエレバトリウムを入れて骨頭を持ち上げ，All-in-one nail®（帝人ナカシマメディカル社）で支えるように内固定している．

3 予後に影響する因子

著者らは過去に,上腕骨近位端骨折の機能的予後に関連する因子を抽出するため,429例を対象とした多施設研究を行った[5]。この研究では最終経過観察時の肩関節自動挙上角度によって機能的予後を3段階に分類し(良:150°以上,可:90〜150°,不可:90°未満),種々の因子との関連を調べた。

その結果,1-part骨折(183例)でも不可の例が13%あり,高齢,併存症の存在,および外科頚部における内反変形(頚体角<120°)の残存が関連していた。

2-part外科頚骨折(126例)では不可の例が17%あり,1-part骨折と同様,高齢,併存症の存在,および外科頚での内反変形が関連していた。

3-partおよび4-part骨折(73例)では不可の例が30%あり,高齢,脱臼の合併,結節の転位残存が関連していた。またHHRを行った例はほとんどが不可であった。

これらの予後不良因子は,年齢,併存症,脱臼合併のように治療者側でコントロールできないものと,内反変形,結節の転位のようにコントロールできるものとに分けることができる。前者を極力少なくする努力が必要である。

> **コツ&注意 NEXUS view**
>
> 上腕骨近位端骨折の多くは「良性」で,保存的な治療が可能である。その対極に絶対的手術適応となる少数の骨折がある。両者の中間にある骨折については,骨折の性質(骨折型),患者側の要因,治療者の経験などを考慮して治療方針を決めることが大切である 図8。

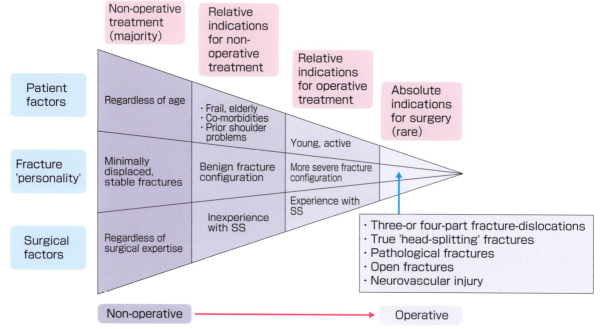

(文献10より)

図8 上腕骨近位端骨折の治療方針

患者側の要因,骨折の性格,外科医側の要因を考慮しながら治療方針を決めるためのフローチャートである。

文献

1) AO Foundation. Proximal humerus. ［https://www2.aofoundation.org/wps/portal/surgery?showPage=diagnosis&bone=Humerus&segment=Proximal］.

2) Hagino H, Fujiwara S, Nakashima E, et al. Case-control study of risk factors for fractures of the distal radius and proximal humerus among the Japanese population. Osteoporos Int 2004；15：226-30.

3) Neer CS 2nd. Displaced proximal humeral fractures. Part Ⅰ. Classification and evaluation. J Bone Joint Surg Am 1970；52：1077-89.

4) DeFranco MJ, Brems JJ, Williams GR Jr, et al. Evaluation and management of valgus impacted four-part proximal humerus fractures. Clin Orthop Relat Res 2006；442：109-14.

5) 玉井和哉, 橋口　宏, 飯澤典茂, ほか. 上腕骨近位端骨折の分類と治療-JSSデータベースの検討-第2部 治療. 肩関節 2008；32：587-92.

6) Neer CS 2nd, author. Shoulder Reconstruction. Philadelphia：WB Saunders；1990.

7) Neer CS 2nd. Four-segment classification of proximal humeral fractures：purpose and reliable use. J Shoulder Elbow Surg 2002；11：389-400.

8) Tamai K, Ishige N, Kuroda S, et al. Four-segment classification of proximal humeral fractures revisited：A multicenter study on 509 cases. J Shoulder Elbow Surg 2009；18：845-50.

9) Jakob RP, Miniaci A, Anson PS, et al. Four-part valgus impacted fractures of the proximal humerus. J Bone Joint Surg Br 1991；73：295-8.

10) Murray IR, Amin AK, White TO, et al. Proximal humeral fractures：current concepts in classification, treatment and outcomes. J Bone Joint Surg Br 2011；93：1-11.

11) Rüedi TP, Buckley RE, Moran CG, authors. AO Principles of Fracture Management. 2nd expanded ed. New York：Thieme Publishers；2007.

12) Tamai K, Ohno W, Takemura M, et al. Treatment of proximal humeral fractures with a new intramedullary nail. J Orthop Sci 2005；10：180-6.

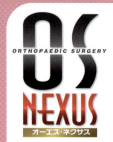

III. 肩関節周囲・肩関節骨折

上腕骨外科頚骨折に対する骨接合術

整形外科北新東病院上肢人工関節・内視鏡センター　山根　慎太郎

Introduction

術前情報

●適応

　上腕骨外科頚骨折で転位がない場合などは，保存的に経過をみるのが基本である．しかし初期に転位がなくとも，特に高齢で骨粗鬆がある場合などは骨癒合が遷延し，骨頭のcavitation（空洞化）を形成し，偽関節化する場合もある 図1 ．そのような場合や受傷時に転位がある症例は骨接合の適応となる．

●使用器具

　外科頚骨折に対する主な骨接合材料として，横止め髄内釘やロッキングプレートが広く用いられているが，手術の簡便さ，侵襲の少なさ，また骨脆弱な高齢患者に対して行うことから，著者らは直線型横止め髄内釘を用いている．

　著者らが用いているNew straight nail system（帝人ナカシマメディカル社）の特徴は，直線形態で直径8mmと比較的細い 図2a ．そのため関節軟骨面への侵襲は少なく済み，また骨脆弱な高齢者の場合も挿入点が骨質の比較的良好な骨頭頂部となるように考えられている．

　骨頭には2本の横止めスクリューが挿入可能で，斜孔のスクリューは大結節上部から骨頭頚部内側に挿入され，骨頭の内反などに対し有効な位置に設置できる 図2b ．

　前方からのスクリューは小結節部に挿入され，エンドキャップ装着によってロックされる．関節窩方向に向くスクリューが存在しないため，粉砕骨折例などで術後に骨頭壊死，圧潰が発生した場合でも，スクリューの突出による関節窩損傷はきたさない．

　髄内釘自体の長さは150mm（200～260mmのロングネイルもある）を用いるが，その場合，遠位横止めスクリューの設置位置は三角筋結節部となり，橈骨神経損傷をきたさない部位となっている．骨幹端部が割れた症例にも対応できるよう，前後方向からのスクリュー挿入も可能となっている．

●麻酔

　全身麻酔に斜角筋間ブロックなどを併用して行う．

●体位

　30°ほど頭側を上げた仰臥位で行う．肩甲骨の下に枕を入れて肩甲骨を固定しながら肩を浮かすようにして体を患側に寄せて，肩部分が手術台から出るようにする．これはX線透視装置で骨頭から上腕までみえるようにするためと，髄内釘挿入時には軽度肩伸展位をとる必要があるためで，体位をとるときに内転および伸展が十分可能なことを確認する．

　透視装置は清潔操作の妨げにならないよう，健側から入れるようにセッティングする 図3 ．

手術進行

1. 皮切および展開
   - 皮切
   - 展開：皮下および三角筋の剥離
   - 展開：髄内釘挿入点の決定および腱板切開
2. 骨片の整復
   - 整復操作
3. 髄内釘挿入
   - 腱板切開および骨頭リーミング
   - 髄内釘の挿入
4. 横止めスクリュー固定
   - 近位横止めスクリューの挿入
   - 遠位横止めスクリューの挿入
   - 前方からのスクリュー挿入とエンドキャップの装着
5. 腱板および三角筋の縫合，閉創
6. 後療法

上腕骨外科頸骨折に対する骨接合術

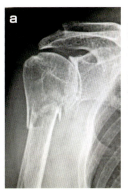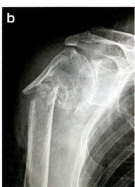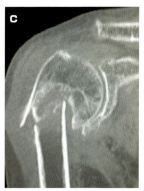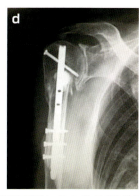

図1 受傷時外科頸骨折からの偽関節化例

73歳，女性。外科頸骨折（minimal displacement）。
a：受傷時X線像
b，c：受傷後2カ月で骨頭内にcavitationを形成し偽関節化した。
d：髄内釘固定および人工骨移植で骨癒合が得られた[1]。術後1年時肩関節屈曲145°，外旋40°で痛みなく経過は良好である。

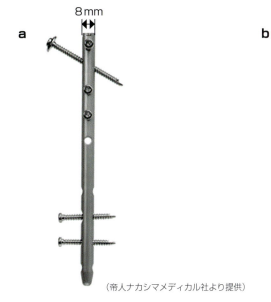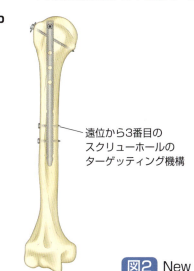

遠位から3番目の
スクリューホールの
ターゲッティング機構

（帝人ナカシマメディカル社より提供）

図2 New straight nail system

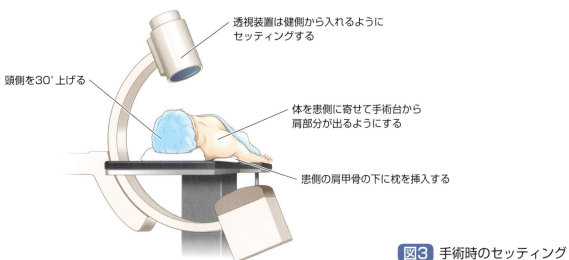

透視装置は健側から入れるように
セッティングする

頭側を30°上げる

体を患側に寄せて手術台から
肩部分が出るようにする

患側の肩甲骨の下に枕を挿入する

図3 手術時のセッティング

❶ 高齢患者の場合は，転位が少ない場合でも骨癒合傾向がみられず，骨折部の離開や骨吸収がみられた時点で手術療法を行う。
❷ 髄内釘挿入時はまず整復位を得るようにする。
❸ 良好な整復位が得られない場合は，切開を延長し，直視下に整復する。

手術手技

1 皮切および展開

外科頚骨折の場合は骨折部を直視下に確認する必要はないことが多い．すなわち透視下に整復が可能であれば上方からの小皮切で施行可能である．

皮切

肩峰外縁から5mm内側の肩峰上に皮膚線に沿って4〜5cmの切開を加える 図4 。その後十分な整復が行えないなど骨折部の展開が必要になった場合は，その皮切を前下方に延長し，三角筋−大胸筋間からも展開することは可能である．

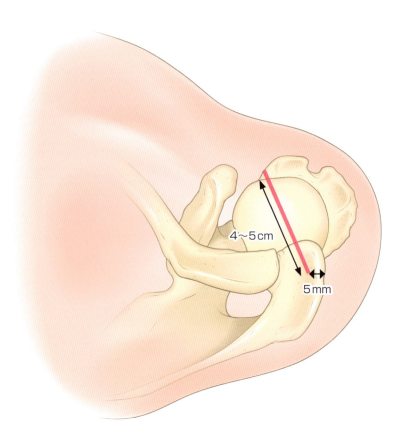

図4 皮切

肩峰外縁から5mm内側の肩峰上に皮膚線に沿って4〜5cmの切開を行う．

展開：皮下および三角筋の剥離

皮下を剥離し，肩峰前縁から三角筋前方線維を電気メスで剥離する。この際，術後の肩峰下インピンジメント予防のため烏口肩峰靱帯は切離し 図5，骨棘を伴う場合は2cm幅のノミなどで肩峰形成術を行う 図6。

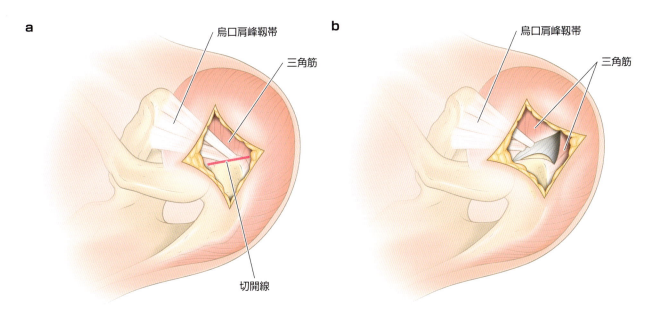

図5 三角筋前方線維の肩峰からの剥離および烏口肩峰靱帯の切離
a：三角筋および烏口肩峰靱帯の切開線
b：三角筋および烏口肩峰靱帯の切開後

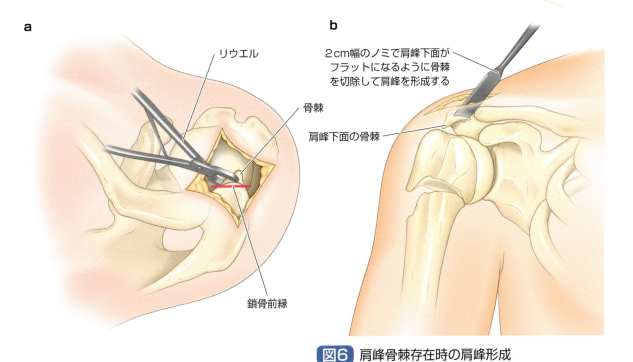

図6 肩峰骨棘存在時の肩峰形成
a：鎖骨前縁より前方に突出している部分をリウエルで削る。
b：鎖骨前外側縁から2cm幅のノミで前外側下面の骨棘を切除する。肩峰下面がフラットになるように下面の骨棘を切除する。

展開：髄内釘挿入点の決定および腱板切開

透視下に髄内釘挿入点を確認するが，骨頭頂部は肩峰の前方になることが多い。なるべく腱板の腱成分を傷付けないように内側寄りに腱板筋線維方向に切開を加え，骨頭軟骨を直視下に確認する 図7 。この際，上腕二頭筋長頭腱を傷付けないよう注意する。

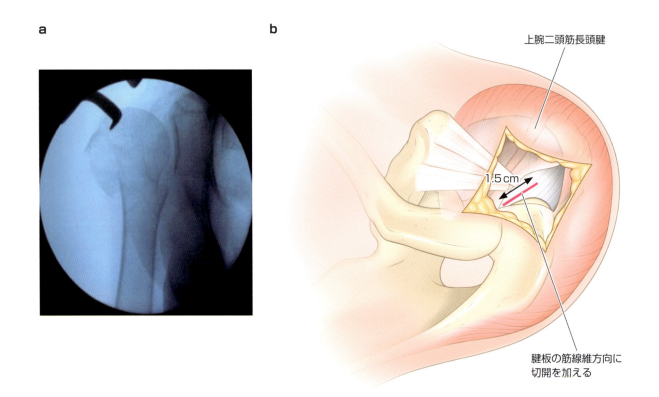

図7 髄内釘挿入点の決定および腱板切開

a：髄内釘挿入点は肩を軽度伸展位とし透視下に摂子などで骨頭頂部を確認し決定する。通常は肩峰の前方になる。
b：同部腱板に1.5cmの線維方向の切開を加える。

2 骨片の整復

　骨片の転位は大きく分けて骨幹端部が大胸筋に引かれ内側に転位する場合と，骨頭が内反し骨幹端部が外方に転位する場合のどちらかの状態を呈していることが多い。特殊ではあるが，骨折線が大結節近位に及んでいる「短頚型」では骨頭が内反することが多い。

整復操作

　徒手整復を試みる場合は，あまり上肢の牽引を強くかけないほうが整復はしやすい。骨幹部が内側に転位している場合は腋窩に丸めた覆布をはさみ，上方から骨頭外側に沿って細いエレバトリウムを骨折部に挿入して整復する方法もある 図8 。これらの方法は髄内釘挿入の邪魔にもならず有用である。

　骨頭が内反している場合は，腱板に2号または5号の糸をかけて外側に引くことで整復でき，Kirschner鋼線（K-wire）で仮固定する。

　骨頭骨片を整復した後に髄内釘を挿入する。

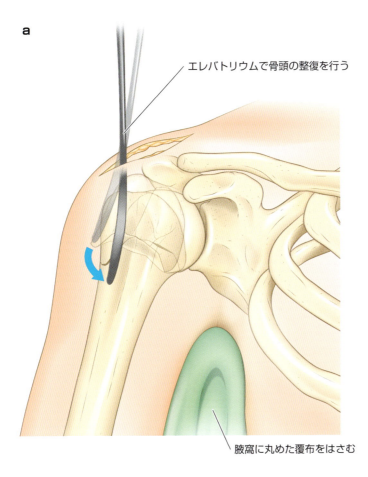
エレバトリウムで骨頭の整復を行う
腋窩に丸めた覆布をはさむ

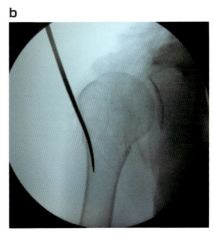

図8 骨折部の整復

a：上方の切開部からエレバトリウムを大結節表面に沿って骨折部に挿入して転位を整復する。
b：エレバトリウムは細いものを用いれば，留置したままで髄内釘挿入の障害にはならない。

3 髄内釘挿入

腱板切開および骨頭リーミング

軟骨下骨の骨強度が高い骨頭頂部から挿入するため，透視下に挿入点を決定してガイドワイヤーを刺入する。その際，腱板の切開はなるべく筋成分寄りの内側に加え，スキンプロテクターで腱板・皮膚を保護しながら8mm径のリーマーで骨頭をリーミングする。

高齢者においては骨皮質が菲薄化し髄腔が広い場合が多く，骨幹部までリーミングを要さない場合が多い。このリーミング操作で骨頭への髄内釘挿入位置は決まってしまい，外側に寄りすぎると腱板付着部を傷付けたり，骨質が弱い部分になり術後の骨頭内反をきたすおそれもあるため注意する。

また挿入点が外側になれば斜孔のスクリューの挿入点は大結節外側になるが，短頚型の場合は斜孔スクリューが骨頭に付着する大結節部に入らない場合もあるため，この点も注意が必要である。

髄内釘の挿入

髄内釘は近位端が関節面に突出しないように透視下に確認して挿入する 図9a 。

髄内釘に装着するガイドには髄内釘が深く挿入されないよう段差が付けられており，その段差が関節軟骨に接触する所まで挿入すれば先端が5～6mm埋まるよう設計されている。間に腱板がはさまるとそこまで挿入できないため，細いエレバトリウムなどで腱板がはさまらないようにする 図9b 。

透視下に髄内釘近位端が関節面に突出していないことを確認する。

> **コツ&注意 NEXUS view**
> 髄内釘挿入点決定時には上腕を内旋させて前後方向の挿入位置も確認する。前方寄りになりやすいため，骨頭自体を指で前後から触ることでもある程度挿入点の判断は可能である。

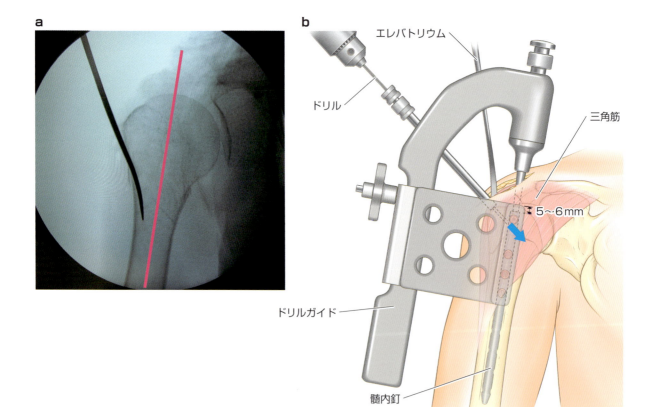

図9 髄内釘の挿入
a：髄内釘挿入点および方向。ガイドワイヤーは透視下に骨頭頂部から髄腔中央の方向に刺入する。この際上肢を内転させ，軽度伸展位とすると肩峰にぶつからず適切な位置からの刺入ができる。
b：髄内釘を挿入し，骨頭へ斜孔の孔からドリルを挿入して留置する。

4 横止めスクリュー固定

近位横止めスクリューの挿入

　横止めスクリュー孔は橈骨神経損傷のおそれのない三角筋結節部に位置するよう設計されており，同部位に3cmほどの縦切開を加え，遠位端から3番目の孔 図10 にガイドを通して短いドリルを挿入し，このドリルをそこに留置する．この状態で髄内釘とガイド，ドリルが一体化し，その後のスクリュー挿入が正確に行えるようになる（フレームテクニック）．近位斜孔のスクリューから挿入するが，先端が頸部内側の骨皮質を貫く長さを選択することが重要である 図11 。

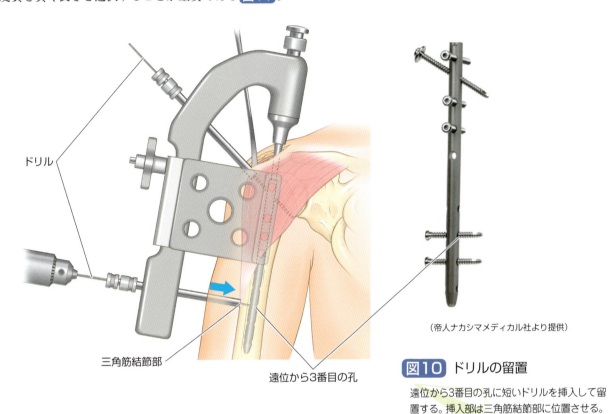

図10 ドリルの留置
遠位から3番目の孔に短いドリルを挿入して留置する．挿入部は三角筋結節部に位置させる．

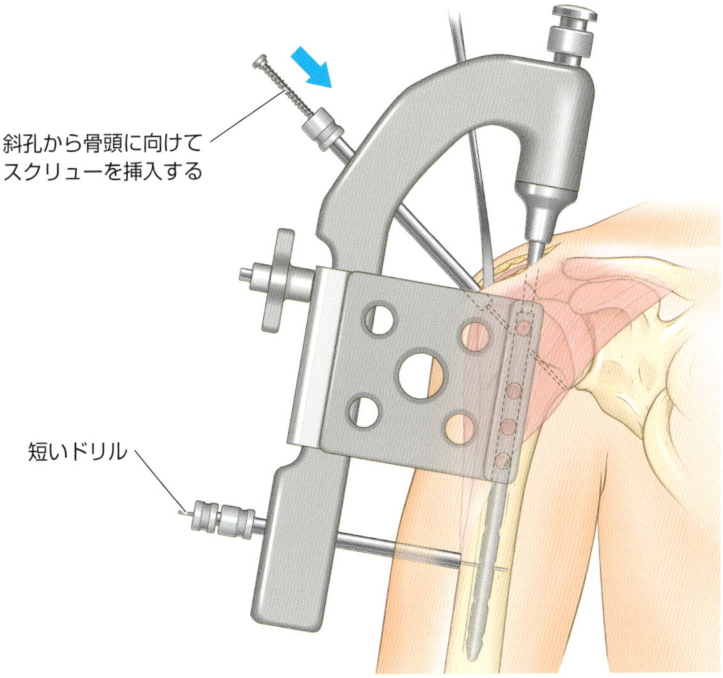

（帝人ナカシマメディカル社より提供）

図11 斜孔からのスクリュー挿入

遠位横止めスクリューの挿入

次いで遠位の横止めスクリューを挿入するが，最初に設置したガイドとドリルの両隣の孔に長いドリルを用いてドリリングする。高齢者で髄腔が広い場合は遠位横止めスクリューを3本挿入するようにしている 図12 。

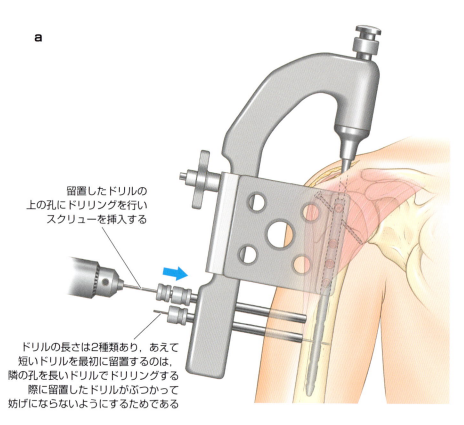

a

留置したドリルの上の孔にドリリングを行いスクリューを挿入する

ドリルの長さは2種類あり，あえて短いドリルを最初に留置するのは，隣の孔を長いドリルでドリリングする際に留置したドリルがぶつかって妨げにならないようにするためである

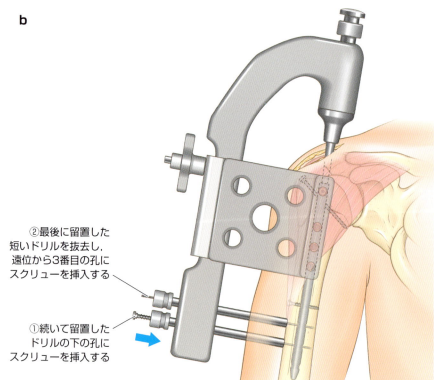

b

②最後に留置した短いドリルを抜去し，遠位から3番目の孔にスクリューを挿入する

①続いて留置したドリルの下の孔にスクリューを挿入する

図12 遠位横止めスクリューの挿入

留置したドリルの上下の孔に横止めスクリューを挿入する。長いドリルを用いると，留置してあるドリルはそのままでドリリングができる。最遠位を除く3本の横止めスクリューを挿入する。

前方からのスクリュー挿入とエンドキャップの装着

　次いで骨頭前方からガイドを用いてスクリューを挿入するが，このスクリューは先端が後方関節面に突出しないような長さを選択する 図13 。前方でのスクリューヘッドの突出がないかは，皮切から指を入れて直に触って確認する。

　最後にジグをはずし，エンドキャップを装着する。エンドキャップによって前方から挿入した最近位のスクリューはロックされる。

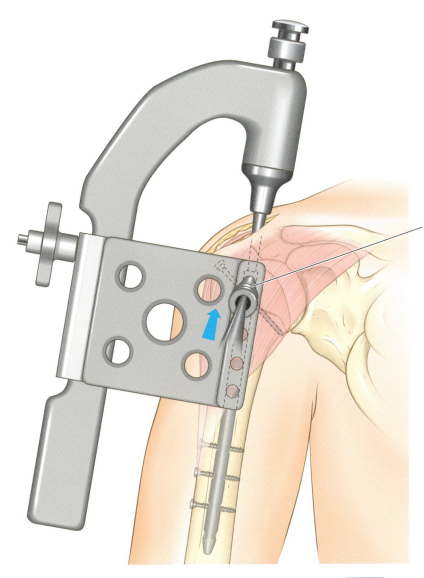

前方から後方に突出しないように骨頭へスクリューを挿入する

図13 前方から後方へのスクリュー挿入

5 腱板および三角筋の縫合，閉創

腱板切開部を2号非吸収糸で側々縫合後，肩峰から剥離した三角筋を縫着する。この際，肩峰を2号非吸収糸で貫き三角筋で肩峰前縁を包むように縫着する 図14 。

肩峰下腔から皮下にドレーンを留置し，皮下を3-0吸収糸で埋没縫合し閉創する。

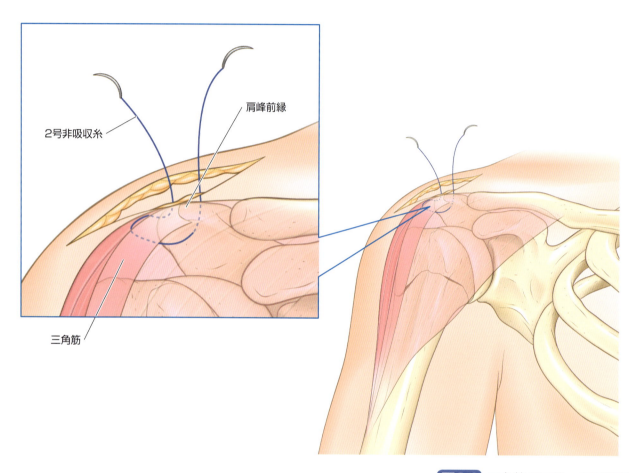

図14 三角筋の肩峰への再縫着
2号非吸収糸で肩峰前縁を包むように縫着する。

6 後療法 図15

　術後固定には外転枕装具を用いている．結節骨折を伴わない外科頸骨折の場合は初期の固定性も良好と考えてはいるが，骨癒合を得ることを優先に考え，術後2週から肩の可動域訓練を開始し，ある程度骨癒合が進むまで装具を装着している（4～6週間）．

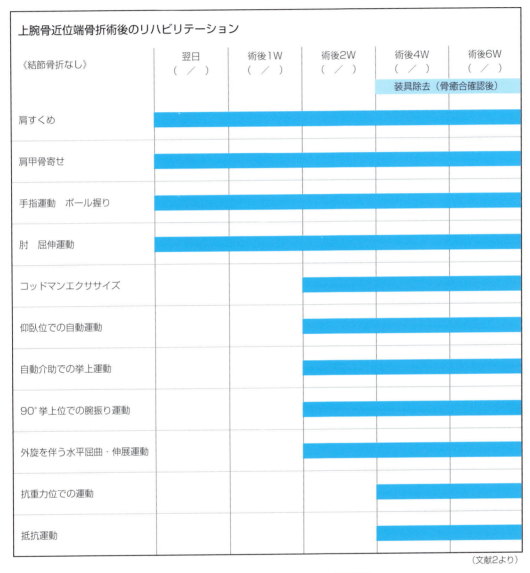

(文献2より)

図15 術後リハビリテーションプロトコール
外転枕を装着し，術後2週から他動可動域訓練を開始する．

文献

1) Yamane S, Suenaga N, Oizumi N, et al. Interlocking intramedullary nailing for nonunion of the proximal humerus with the Straight Nail System. J Shoulder Elbow Surg 2008；17：755-9.
2) 井上和也．上腕骨近位端骨折に対する髄内釘固定．OS NEXUS No.7 肩・肘の骨折・外傷の手術．岩崎倫政，ほか編．東京：メジカルビュー社；2016. p12-25.

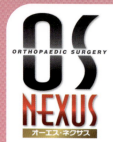

III. 肩関節周囲・肩関節骨折

上腕骨近位端骨折に対する人工骨頭置換術（HHR）

昭和大学スポーツ運動科学研究所／昭和大学藤が丘病院整形外科　西中　直也

Introduction

術前情報

　上腕骨近位端骨折は全骨折の4〜5％を占め，60歳以上においては33％の割合である[1]。わが国を含め，さらに今後は増加の一途をたどるであろう。従って，われわれ整形外科医にとっては日常診療で遭遇する代表的な外傷であり，その治療に習熟すべきである。しかし上腕骨近位端骨折と遭遇した場合に保存療法を含めて多数の選択肢があり，いまだ診察した医師により治療法に差が出る。

　治療法は保存療法と手術療法に分かれるが，多くは保存療法で対応可能である。手術療法では骨接合術と人工骨頭置換術（humeral head replacement；HHR）あるいは（リバース型）人工肩関節置換術〔(reverse) total shoulder arthroplasty；RTSA〕に大別できる。

　手術においては，①骨折型，②骨脆弱性の程度，③年齢，④性別，⑤職種から総合的に判断するが，第一に骨接合術の適応があるかどうかを考える。それが困難である場合にHHRあるいはRTSAが適応となる。

●適応

　適応は以下の2つである。
①骨接合術後に上腕骨頭壊死が予想される症例。
②骨接合術で大・小結節の良好な整復位かつ骨癒合が期待できない症例。

　上腕骨頭壊死が生じる要素は，骨折による骨頭への血流の途絶である。骨頭への血流は上腕骨頚部内側への上腕回旋動脈の血流，骨幹部からの髄内血流，腱板からの血流からなる。そして，上腕回旋動脈は大・小結節に分枝を出している。

　骨接合術で大・小結節の良好な整復位かつ癒合が期待できない要素は，骨脆弱性が強く，粉砕が高度な症例である。大・小結節の良好な整復位かつ骨癒合が得られなければ，腱板の機能不全が生じ，機能的には良好な回復が得られない。

　従って，HHRの適応はおおよそ60歳以上の高齢者で，上腕骨解剖頚（解剖頚）骨折を伴う3-part以上の粉砕骨折となる。高齢者では1回の手術で終了させたい要素もある。

　腱板断裂合併例あるいは腱板の質が悪く，大・小結節を修復しても腱板の機能が期待できない症例の場合は，CTAヘッドを用いたHHRか，RTSAが適応になる。ただし，RTSAは原則70歳以上の高齢者が対象である。

手術進行

1. 皮切および展開
2. 皮下および三角筋―大胸筋間の展開
3. 上腕二頭筋長頭（LHB）の同定と腱固定
4. 骨折部の展開
5. 骨頭の切除と計測
6. リーミング，トライアルの挿入と骨頭の高さの調節
7. ステムの挿入と切除骨頭からの骨移植
8. 大・小結節の固定
9. 閉創
10. 後療法

●禁忌

骨頭壊死が危惧されない，良好な整復位が期待できる，骨接合が可能な症例の場合は骨接合術が適応になる。

解剖頸が1cm保たれている症例，頸部内側と骨幹部の連続性がある症例，外反インパクト型の症例は，上腕骨頭への血流が保たれている可能性がある[2]。従って，これらの症例が若年者の場合は，解剖頸骨折であっても複数回の手術も覚悟したうえで骨接合術を適応すべきである。

> **コツ&注意　NEXUS view**
>
> HHRの術後成績を安定させる要因は，腱板機能を再獲得することに尽きる。従って，腱板が付着する大・小結節の良好な整復位かつ骨癒合を得ることが重要である。
>
> 術後経過において，①大・小結節，特に大結節の偽関節（再転位）を避ける，②骨吸収を避ける，③変形治癒を避けることが必要である。
>
> そのために術中は十分な初期固定性を得ること，十分な骨移植により骨欠損部をなくすこと，骨膜を中心とした軟部組織の剝離や切除を最小限にとどめることに努める。

●HHRとRTSAの臨床成績比較

RTSAとの臨床成績比較では，RTSAのほうが臨床成績において勝るとの報告が多い。Meta-analysisを用いたreviewでは，①外旋を除いた可動域，②大・小結節の癒合率，③Constant score，④American Shoulder and Elbow Surgeons（ASES）score，⑤Disabilities of the Arm, Shoulder and Hand（DASH）scoreの臨床スコアが有意に勝っていた[3]。特に70歳以上の高齢者では臨床成績に明らかな差がある。

しかしRTSAは，わが国では原則70歳以上が適応であるため症例が限られ，HHRでも適切なインプラント，十分な骨癒合対策がなされれば臨床成績に差がないとの報告もある。従ってHHRは習熟すべき術式である[4]。

●術前テンプレート

骨頭径と髄腔径を健側の単純X線像からテンプレートを用いて計測する。ヘッド，ネック，ステムサイズを決めておく。

●麻酔

手術は全身麻酔下に行う。術後疼痛管理のため斜角筋ブロックを併用することもある。

●手術体位

30°程度のビーチチェアポジションで，肘から遠位は若杉氏上肢台（ミズホ社）などに置き，肘が十分に伸展できるようにする。関節鏡で使用する手術台は伸展が可能であるため，著者らは好んで用いている。

症例提示

　84歳，女性。転倒受傷にて近医を受診し，上腕骨近位端骨折の診断にて当院を紹介受診した。

　単純X線像で骨頭が下方亜脱臼位の4-part骨折であった 図1。3D-CTでも同様に4-part骨折であり，解剖頸骨折で，大結節は大きく後上方へ転位していた 図2。MRIでは大・小結節にそれぞれ，棘上・棘下筋と肩甲下筋が付着していた 図3。

　骨頭壊死が危惧され，骨脆弱性も強く，腱板は保たれ，年齢的に1回の手術で終了にすべくHHRを施行した。大・小結節の整復位とステム・ヘッド設置位置も術前の計画通りに施行した 図4。その後，癒合が得られ良好な経過である。

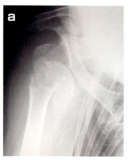 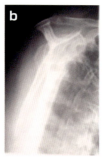 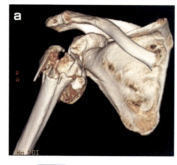 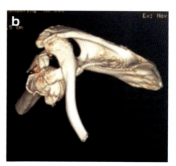

図1 受傷時単純X線像
亜脱臼位を伴った4-part骨折である。
a：正面像
b：Scapular-Y像

図2 受傷時3D-CT
術野の展開，骨片の整復をイメージするのにきわめて有用である。
a：前方。実際に術中に展開する角度である。
b：上方。大結節は上方のみならず，後方へも大きく転位している。

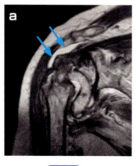 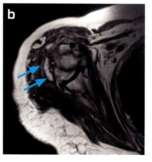 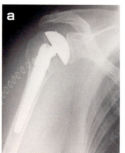 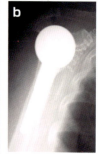

図3 受傷時MRI
大・小結節それぞれに腱板が付着している（矢印）。
a：T2強調冠状断像
b：T2強調横断像

図4 術後単純X線像
a：正面像
b：Scapular-Y像

Fast Check
❶骨折形態を三次元的に把握するため3D-CTは非常に有用である。
❷MRIで腱板の状態を把握する。腱板の断裂例や菲薄化し術後の断裂が容易に予想される場合は適応外である。
❸受傷時の重篤な合併症として挙げられるのは，腕神経叢損傷である。橈骨動脈の触知や知覚異常の確認はもちろん，骨頭が前方に脱臼している場合は血管造影検査が推奨される。

手術手技（上腕骨下方亜脱臼位の 4-part 骨折）

1 皮切および展開

Deltopectoralアプローチでも，Anterosuperiorアプローチでも手術可能である[5]。ここでは一般的に多く用いられるdeltopectoralアプローチで解説する。

烏口突起の先端から三角筋停止部である三角筋粗面に向かう約10cmの皮切を用いる 図5 。

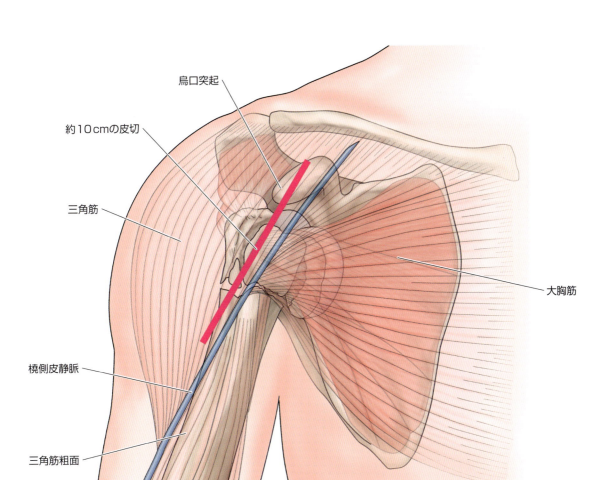

図5 皮切

2 皮下および三角筋-大胸筋間の展開

　皮下脂肪層を筋膜上で剥離し，烏口突起のすぐ直下に橈側皮静脈を確認する。橈側皮静脈が三角筋-大胸筋間の目安になるので，これを丁寧に内・外側どちらかによけながら展開する 図6 。橈側皮静脈は外側へ多く分枝を出すので，分枝の損傷を避けたい場合は外側へ，術中常に強いテンションをかけることを避けたい場合は内側へよける。

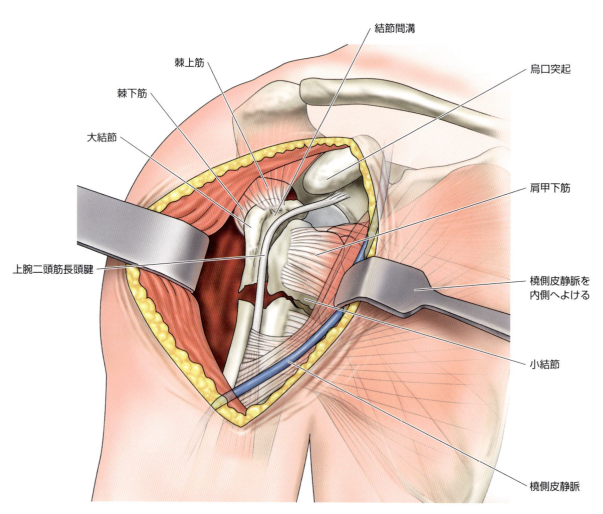

図6 三角筋-大胸筋間の展開

3 上腕二頭筋長頭（LHB）の同定と腱固定

　骨折部は本来の解剖が破綻しており，血腫や出血性滑液包も存在する。骨折部への直接の展開は組織の同定が困難である。まずは大胸筋の上腕骨停止部で上腕二頭筋（long head of biceps；LHB）腱が容易に確認できるのでこれを確認する。この位置で肘を伸展位にした状態で，大胸筋停止部に非吸収糸で縫合し腱固定を行う 図7 。

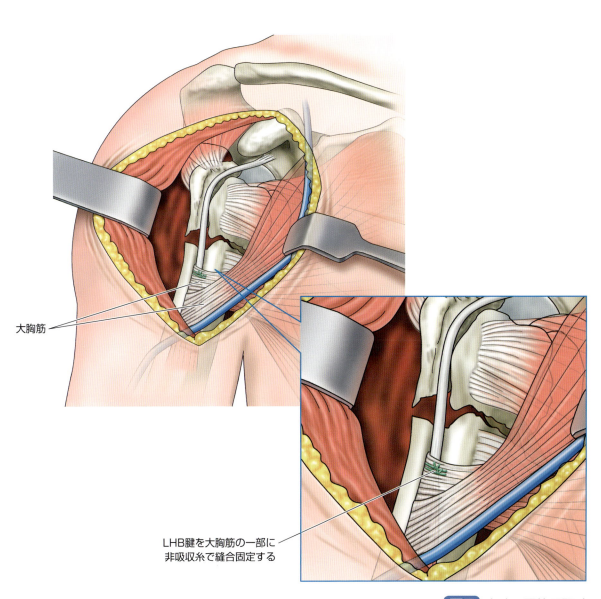

大胸筋

LHB腱を大胸筋の一部に非吸収糸で縫合固定する

図7 上腕二頭筋長頭腱の固定

4 骨折部の展開

　続いて，腱固定位置のすぐ近位でLHB腱の切離を行い，この断端を牽引しつつ頭側へ追っていくと結節間溝にたどり着く．その内側に小結節，外側に大結節，その奥の隙間に上腕骨頭が確認できるはずである．肩甲下筋腱の下縁には横走する静脈があるので指標となる．LHB腱は肩甲骨関節窩の起始部で切離する 図8．

> **コツ&注意 NEXUS view**
> 　骨癒合を得るためにも両結節間，結節と骨幹部とを連結する骨膜は可能な限り温存する．
> 　整復できる範囲で，切離や切除を最小限にとどめる．
> 　大結節は付着する棘上筋と棘下筋に引っ張られ上方のみならず後方へ転位している．

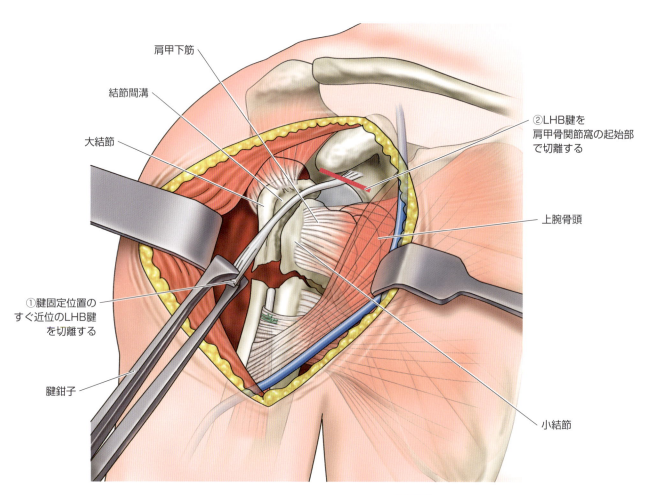

図8 LHB腱の切離と大・小結節の同定

5 骨頭の切除と計測

　骨頭が摘出できる範囲で，最低限の軟部組織の剥離や切除にとどめながら骨頭を確認する．骨頭をコークスクリューなどを用い鈍的に丁寧に切除する 図9a ．一部関節包が付着していることがあり，これはMayo剪刀で切離する 図9b ．

　ヘッドの大きさは，術前の健側骨頭の計測および実際に摘出した骨頭を計測する．後に骨頭の海綿骨は移植骨として使用するので清潔な環境にて保管しておく．

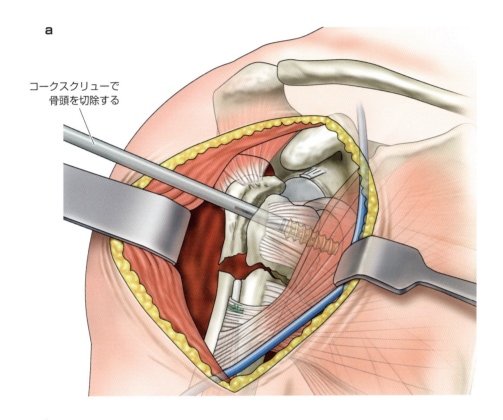

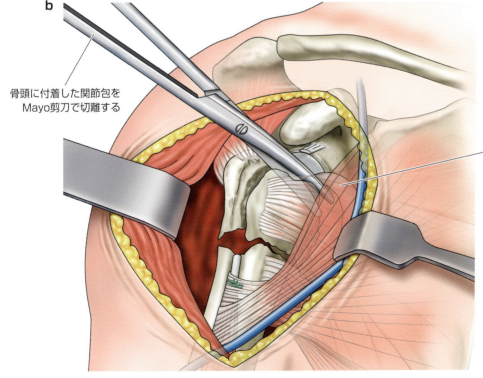

図9　骨頭の切除
極力，骨膜や軟部組織の剥離を最少限にとどめる．
a：コークスクリューによる骨頭切除．
b：Mayo剪刀による関節包切離．

6 リーミング，トライアルの挿入と骨頭の高さの調節

骨頭切除後に肩を伸展，内転，やや外旋位にして上腕骨骨幹端を露見させる。

骨幹部のリーミングを行う。大結節と小結節にstay sutureをかけ整復し 図10，術前と術中に確認したサイズのステムとヘッドのトライアルを挿入する。

セメントを使用するかしないかは術者の慣れや，骨質，年齢などから異なる。解剖学的には大結節の頂点が骨頭の頂点より平均8mmなので，5〜10mm程度下方の範囲に収まる高さを設定する[6]。後捻角は20〜30°に設定する 図11。

> **トラブル　NEXUS view**
> 容易に術中骨折を生じうるので，肩の伸展，内転，やや外旋時に骨折をきたさないように慎重に肢位をとる。
> 皮質骨は極端に薄いことがあり容易に骨幹部骨折をきたすため，過度のリーミングに注意する。

> **コツ&注意　NEXUS view**
> 大結節の頂点と骨頭の頂点の距離が15mm以上，40°以上の後捻角設定は，いずれも腱板に過緊張がかかり，術後成績不良因子になるので細心の注意を払う。

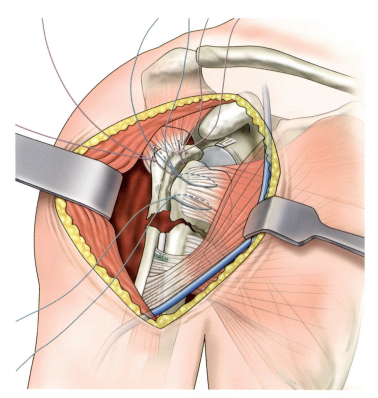

図10 大結節と小結節の整復
大結節と小結節にstay sutureをかけて整復する。

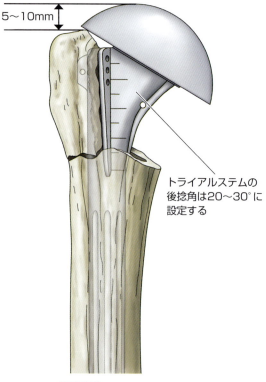

図11 トライアルステムの挿入
トライアルステムの後捻角は20〜30°に設定する

7 ステムの挿入と切除骨頭からの骨移植

整復して脱臼せず，適度な緊張と十分な可動域が確認できれば，トライアル挿入時と同様の位置でステムを挿入してヘッドを固定する。

ステムと大・小結節の隙間にはできるだけ多くの切除骨頭の海綿骨で補填する 図12 。外傷用のステムでは，ネックの部分に移植骨のためのスペースがあるものもある。

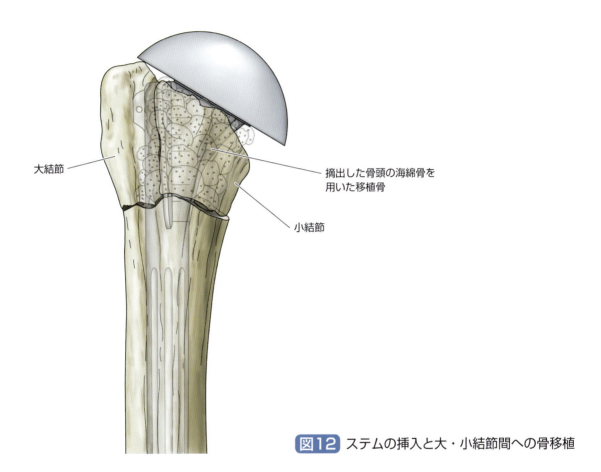

図12 ステムの挿入と大・小結節間への骨移植

8 大・小結節の固定

　大結節と小結節を解剖学的に整復し，強固に固定するために"around the world" stitchを行う[7]。非吸収性のstrong sutureを用いる。

　腱と骨との境界部の腱に糸を通す。Knotはdobled-suture nice knot 図13a を用いると固定性が良好で，縛る強さも調整できる。

　外傷用のステムには孔のあいたフィンがいくつか付いているものが多く，必要によりフィンの孔に糸を通すとよい。

　骨幹部に2箇所骨孔を作製してこれにstrong sutureを通し，1本は大結節に，もう1本は小結節に通してそれぞれ縫合する 図13b ， 図13c 。

> **コツ&注意 NEXUS view**
> Doubled-suture nice knotが，強度，強さの調整，手技の簡単さ，また使い道も多く推奨される 図13a 。Strong sutureを使用することで，軟鋼線やケーブルワイヤーを使う必要がなくなった[8]。

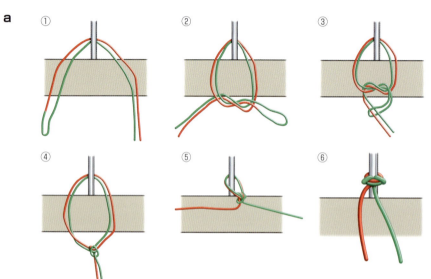

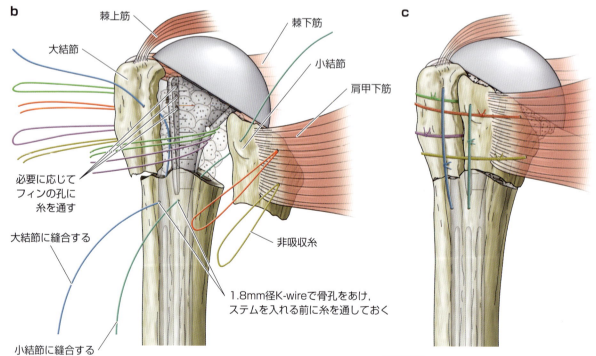

図13 大・小結節の固定
a：Dobled-suture nice knotの手順
b，c：大結節と小結節を整復してaround-the-world stitchにて強固に固定する。

9 閉創

死腔をなくすため，サクションドレーンを留置する。三角筋－大胸筋間，皮下，皮膚をそれぞれ縫合して手術を終了する。

10 後療法

術後は修復した大・小結節に過度の緊張や負荷がかかるのを避けるために外転装具を3週間使用するが，術翌日より肩甲骨面での他動運動とCodmanのstooping exerciseを開始する。

術後3週から三角巾装着として肩甲骨面よりも前方での自動介助可動域訓練を開始する。5週からフリーとして全方向への自動可動域訓練を開始する。

文献

1) Green A, Norris T. Proximal humerus fractures and fracture dislocations. Philadelphia：Saunders；2003.
2) Jakob RP, Miniaci A, Anson PS, et al. Four-part valgus impacted fractures of the proximal humerus. J Bone Joint Surg Br 1991；73：295-8.
3) Shukla DR, McAnany S, Kim J, et al. Hemiarthroplasty versus reverse shoulder arthroplasty for treatment of proximal humeral fractures：a meta-analysis. J Shoulder Elbow Surg 2016；25：330-40.
4) van der Merwe M, Boyle MJ, Frampton CMA, et al. Reverse shoulder arthroplasty compared with hemiarthroplasty in the treatment of acute proximal humeral fractures. J Shoulder Elbow Surg 2017；26：1539-45.
5) 西中直也. リバース型人工肩関節に対するanterosuperiorアプローチ. 関節外科 2016；35：1084-92.
6) Frankle MA, Mighell MA. Techniques and principles of tuberosity fixation for proximal humeral fractures treated with hemiarthroplasty. J Shoulder Elbow Surg 2004；13：239-47.
7) Acevedo DC, Vanbeek C, Lazarus MD, et al. Reverse shoulder arthroplasty for proximal humeral fractures：update on indications, technique, and results. J Shoulder Elbow Surg 2014；23：279-89.
8) Boileau P, Alami G, Rumian A, et al. The Doubled-Suture Nice Knot. Orthopedics 2017；40：e382-6.

III. 肩関節周囲・肩関節骨折
肩関節脱臼骨折の治療方針

熊本大学医学部附属病院関節再建先端治療学　井手　淳二

Introduction

特徴

　肩関節脱臼骨折は，転倒，転落，交通事故などにより肩関節が脱臼し，同時に上腕骨近位端骨折や肩甲骨関節窩骨折を合併する外傷である。肩関節脱臼は，ほとんどが前方脱臼であり後方脱臼はまれである。

治療方針

　治療方針は，まず徒手整復を行い，徒手整復不能例と整復後骨片転位例に対しては手術適応となる。また，3-partと4-part脱臼骨折は最初から手術適応である。

　上腕骨近位端骨折Neer分類 図1 はセグメント相互の間に1cm以上の転位，あるいは45°以上の角状変形がある場合だけを「転位したセグメント（part）」とみなし，いくつのパートに分かれたかによって2-part，3-part，4-partと分類する方法である。これに対し，1cm未満または45°未満の転位は，骨片間の軟部組織が健在であると考え，実質的な転位とみなさない（1-part）。Neer分類[1]の3-part脱臼骨折，4-part脱臼骨折は最初から観血的整復術または人工骨頭置換術（humeral head replacement；HHR）の適応である。

　肩関節の（亜）脱臼に合併して生じた肩甲骨関節窩骨折は，2/3がIdeberg分類[2]Type Iである 図2 。Ideberg分類Type Iに対しては関節鏡視下手術が有用である。その他のタイプも関節窩骨折の転位があれば，直視下あるいは関節鏡を併用して中空螺子などで整復後内固定する[3]。

> **コツ&注意 NEXUS view**
>
> 　診察の注意点：腋窩神経や腕神経叢などの神経麻痺，腋窩動脈損傷を合併することがあるため診察時に上肢感覚と橈骨動脈の拍動を確認する。激痛のため正確な筋力評価は困難である。
> 　画像診断のコツ：単純X線像（肩関節正面像，scapular Y像）で診断し，CT（3D-CT）で骨片の転位位置を正確に把握する。

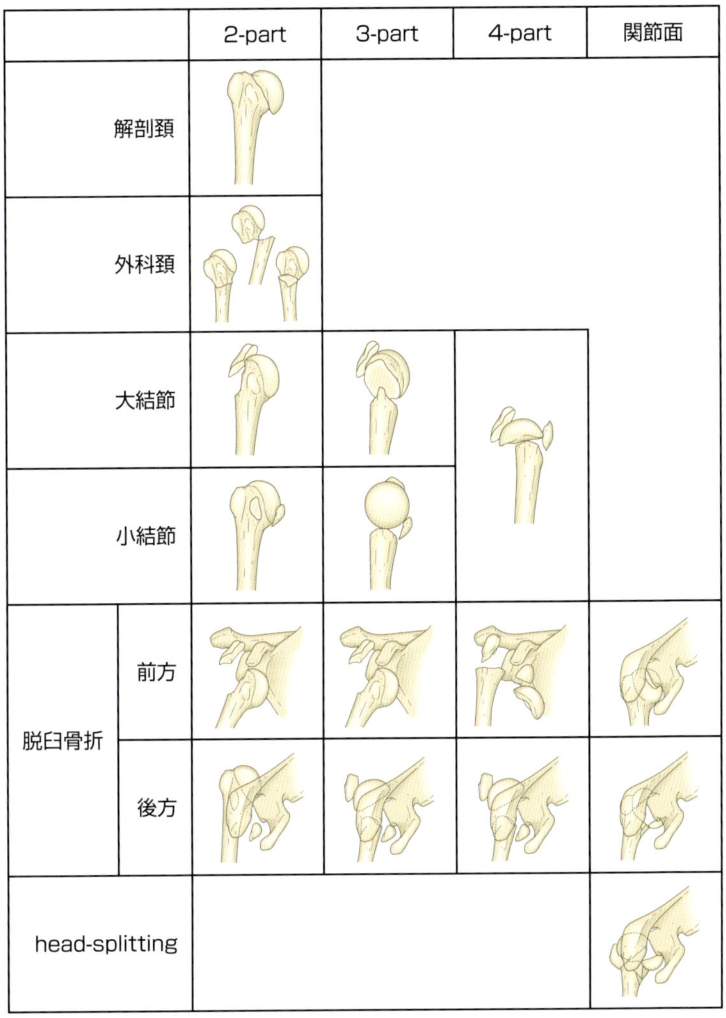

図1 上腕骨近位端骨折Neer分類

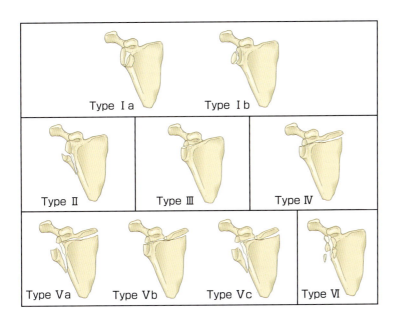

図2 肩甲骨関節窩骨折Ideberg分類

1 徒手整復法

　高齢者の肩関節脱臼骨折は，徒手整復で合併症を併発することもあり，全身麻酔下に手術の準備をして行うことが望ましい。できるだけ早期に脱臼の整復を試みる 図3 ～ 図7 。X線透視下で整復操作を行うと整復状態が確認しやすくなる。整復後に腱板損傷を確認するためにMRI検査を行う。

　Hippocrates法は1人で整復しなければならないときに有用である。2人で整復できるときはタオルを用いた対抗牽引法や，1人が上肢を牽引し1人が上腕骨頭を押すMilch変法がよい。Kocher法や椅子を用いる整復法は骨折などの合併症に特に留意する。Stimson法は非侵襲的であるが時間がかかる。

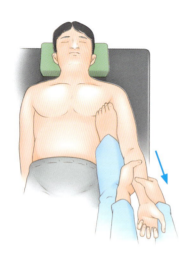

図3 肩関節脱臼徒手整復法：Hippocrates法

医師（整復する人）は患者の手関節をつかみ，足部を患者の腋窩にカウンターをかけるようにして当てる。その状態でゆっくりと上肢を牽引する。

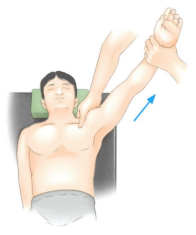

図4 肩関節脱臼徒手整復法：挙上整復法（Milch手技）

患者を仰向けに寝かせて，医師は患側に立ち，患側の上肢を前方挙上位で軽度外転位とする。その状態から完全挙上位または90°屈曲位になったら，徐々に外転していき，頭外方に牽引する。整復されない場合は医師の母指で骨頭を関節窩に押し込みながら肩を内旋させる。

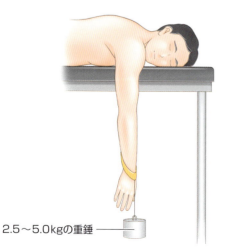

2.5～5.0kgの重錘

図5 肩関節脱臼徒手整復法：Stimson法

患者を診察台にうつ伏せに寝かせ，患側上肢を診察台の端から降ろす。患側上肢の手関節に2.5～5.0kgの重錘バンドを付けて15～20分そのままにすることで，肩関節周囲筋の緊張がとれたときに整復される。

肩関節脱臼骨折の治療方針

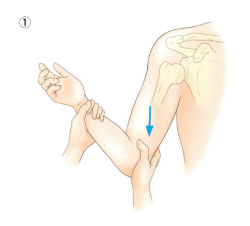
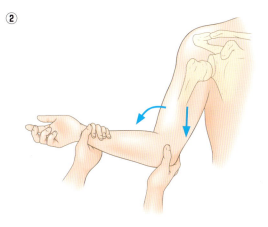
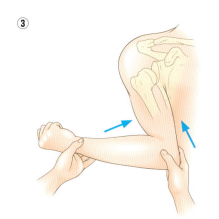
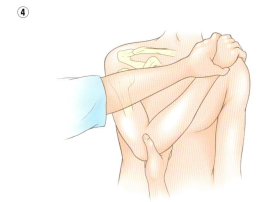

図6 肩関節脱臼徒手整復法：Kocher法

①患者を仰向けに寝かせて，医師は患側に立つ．肘関節を90°屈曲させた状態で牽引する
②その状態からゆっくり60°程度まで外旋する
③その状態で徐々に内転させ肘関節を胸部前面まで動かす
④ゆっくりと内旋し整復する

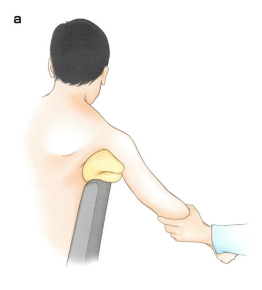
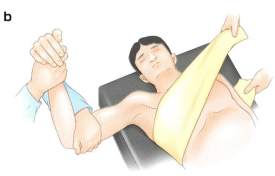

図7 その他の肩関節脱臼整復法

椅子を利用した方法やタオルを用いて対抗牽引する方法が報告されている[4]．
a：椅子を利用した肩関節脱臼整復法
b：タオルを用いて対抗牽引した肩関節脱臼整復法

139

2 手術療法（症例提示）

1）大結節骨折を伴う肩関節後方脱臼

全身麻酔下に後方脱臼を整復後，軟鋼線による締結法にて大結節の骨接合術を行った 図8 。

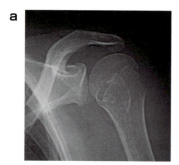
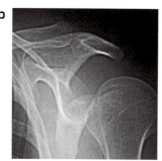
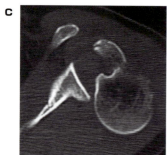
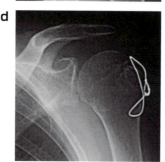

図8 大結節骨折を伴う肩関節後方脱臼

73歳，女性。バイク事故にて受傷。受傷3日後に紹介来院した。単純X線像，CTより診断した。
a：肩関節単純X線正面像にて大結節骨折片を認める。
b：肩関節単純X線scapular Y像にて後方脱臼を認める。
c：CTにて大結節骨折を伴う肩関節後方脱臼が明らかである。
d：軟鋼線を用いた締結法にて大結節骨接合術を施行した術後肩関節単純X線正面像。

2）骨性Bankart損傷（Ideberg分類Type Ⅰa，肩甲骨関節窩骨折）を伴う反復性肩関節前方脱臼

スーチャーアンカーを用いた鏡視下骨接合術を施行した 図9 。

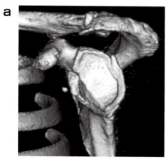
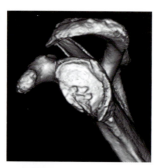
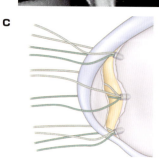
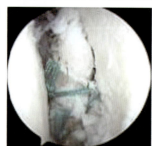

図9 骨性Bankart損傷を伴う反復性肩関節前方脱臼

60歳，男性。10年前に転倒し肩関節脱臼の診断にて徒手整復を受けた。その後，脱臼を繰り返していたが，頻回となったため当科紹介となった。
a：術前3D-CTにてIdeberg分類Type Ⅰa肩甲骨関節窩骨折を認めた。
b：術後5カ月時の3D-CTにて骨癒合を認めた。
c：スーチャーアンカーを用いた鏡視下骨接合術のシェーマ。
d：術中鏡視像

3）4-part前方脱臼骨折

HHRを施行した図10。

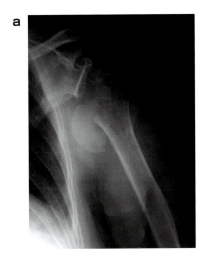
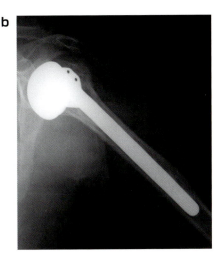

図10 4-part前方脱臼骨折

78歳, 女性。転倒して受傷。単純X線像にて診断した。
a：肩関節単純X線正面像にて骨頭は上腕骨解剖頸で骨折して前方脱臼し, 大結節・小結節骨折を認めた。
b：HHR後肩関節単純X線正面像。大結節・小結節を整復し非吸収性縫合糸で骨接合した。

文献

1) Neer CS 2nd. Four-segment classification of proximal humeral fractures：Purpose and reliable use. J Shoulder Elbow Surg 2002；11：389-400.
2) Ideberg R, Grevsten S, Larsson S. Epidemiology of scapular fractures. Incidence and classification of 338 fractures. Acta Orthop Scand 1995；66：395-7.
3) 菊川和彦, 奥平信義, 田中正宏. 肩関節内骨折（肩甲骨関節窩骨折）に対する鏡視下手術-その有用性について. 骨折 2013；35：1-6.
4) Guler O, Ekinci S, Akyildiz F, et al. Comparison of four different reduction methods for anterior dislocation of the shoulder. J Orthop Surg Res 2015；10：80.

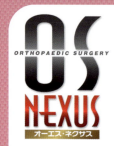

III. 肩関節周囲・肩関節骨折

肩関節脱臼骨折に対する人工肩関節置換術（RTSA）

日本医科大学千葉北総病院整形外科　橋口　宏
日本医科大学千葉北総病院整形外科　平林　篤志

Introduction

　高齢者肩関節脱臼骨折に対する手術法は，骨折形態に加えて骨質や日常生活レベル，全身状態など患者因子に応じて決定される。高齢者においても上腕骨頭は可能な限り温存すべきであるが，骨接合術では骨頭壊死や骨癒合不全が懸念され，骨頭骨折例では手技的難易度が非常に高くなる。このため人工骨頭置換術（humeral head replacement；HHR）の適応となるが，その成績はexcellentとpoorの両極に分かれる傾向にある[1]。

　成績不良因子としては，高齢者，脱臼骨折，腱板断裂合併例が挙げられ，また骨質不良に伴う大・小結節骨片粉砕例では，骨癒合不全や骨吸収が起こり，良好な機能獲得が困難となる。

　リバース型人工肩関節置換術（reverse total shoulder arthroplasty；RTSA）は，腱板断裂性肩関節症（cuff tear arthropathy；CTA）に対して開発された，肩甲骨側に関節窩球，上腕骨側にステムインプラントとポリエチレンライナーを設置する人工関節である。その適応はCTAに加え，腱板広範囲断裂，変形性関節症，リウマチ肩などにも拡大し，良好な術後成績の報告がなされている。さらに上腕骨近位部骨折や脱臼骨折で大・小結節が粉砕し骨癒合や腱板機能再建が見込まれない症例，腱板断裂合併例，陳旧例，変形治癒例，偽関節例など，骨接合術や従来のHHRでは良好な機能獲得が困難であった症例に対しても適応されるようになった[2,3]。

　著者らは2014年，わが国でRTSAが認可されて以来，高齢者のCTAのみならず，上腕骨近位部骨折・脱臼骨折に対しても積極的に行っている[4]。

術前情報

●適応と禁忌

　70歳以上の高齢者，骨質不良や大・小結節の高度粉砕を伴うNeer分類4-part脱臼骨折であり，新鮮例・陳旧例ともに適応となる。

　MRI矢状断像で腱板筋群の筋萎縮・脂肪浸潤を評価し，明らかな筋萎縮・脂肪浸潤を認める症例は腱板断裂が強く疑われるため，適応となる。

　脱臼に伴う神経麻痺合併例では，必ず電気生理学的検査による評価を行う。一過性麻痺であれば，回復まで半年から1年以上要することを患者に説明し，同意を得たうえで手術を行う。完全麻痺で回復が見込まれない場合には他の治療法を選択する。

●麻酔

　麻酔は，全身麻酔に術後疼痛軽減のため斜角筋間ブロックを併用する。

●体位

　手術はヘッドアップ30°ビーチチェアポジションにて行う。ビーチチェアポジション用ベッドは肩関節の伸展が容易で，術中可動性の確認も行いやすい。リムポジショナーは上肢の固定・保持に有用である。ドリルやスクリュー挿入方向，インプラント設置位置を確認するため，X線透視装置を反対側に準備する。

手術進行

1. 皮切および展開
   ・皮切
   ・展開
2. 大・小結節骨片の固定と腱板評価
3. 脱臼した上腕骨頭の摘出
4. 肩甲骨関節窩の展開とベースプレートの設置
   ・肩甲骨関節窩の展開
   ・ベースプレートの設置
5. 上腕骨の処置とステムインプラントの設置
6. 関節窩球・ポリエチレンライナーの設置と整復
7. 大・小結節骨片の整復固定と骨移植
8. 閉創，術後外固定
9. リハビリテーションプログラム

① 画像診断には両肩関節単純X線，3D-CT，MRI撮影を行う。
② 腋窩神経麻痺の有無を評価するため，三角筋収縮をチェックする。収縮が弱い場合には必ず電気生理学的検査，筋電図検査を行う。
③ 腕神経叢麻痺を合併する場合があり，肩関節も含め手指・手関節・肘関節の自動運動および筋力を確認する。

手術手技

1 皮切および展開

皮切

　皮切は鎖骨下縁から烏口突起外側縁を通り，大胸筋下縁まで至る10〜12cmの直線・縦切開を用いる 図1 。

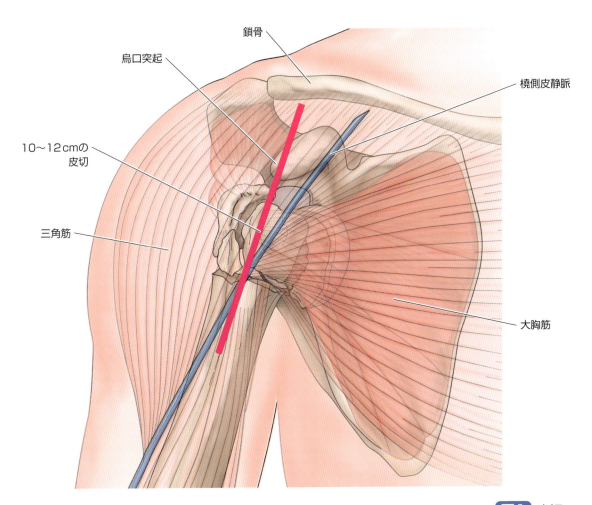

図1 皮切

展開

　皮下組織を剥離して，三角筋－大胸筋間の脂肪組織および橈側皮静脈を確認し，筋間を分けていく。橈側皮静脈は損傷を避けるため，大胸筋とともに内側へよけるが，三角筋からの分枝により内側へよけるのが困難な場合は外側へよける。

　大胸筋は鎖骨・胸骨枝とも付着部で約2cm切離し，大胸筋を内側に引く。烏口突起を露出し，烏口腕筋外側縁を剥離して共同筋腱を内側に引く 図2 。

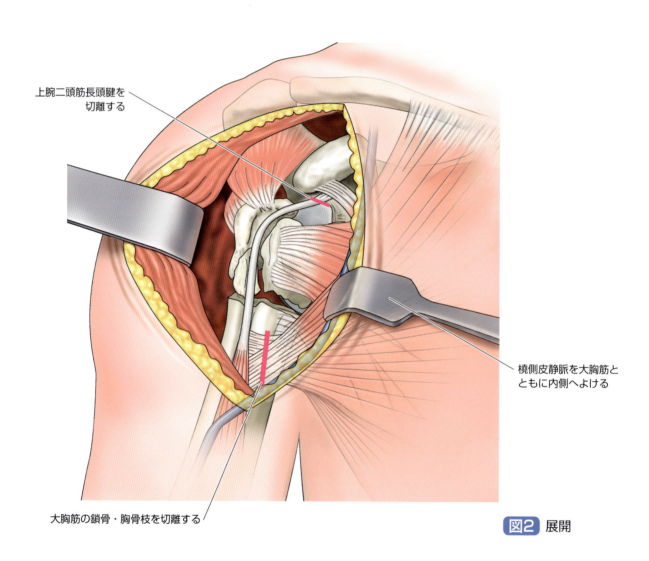

上腕二頭筋長頭腱を切離する

橈側皮静脈を大胸筋とともに内側へよける

大胸筋の鎖骨・胸骨枝を切離する

図2 展開

2 大・小結節骨片の同定と腱板評価

　視野確保のため肥厚・瘢痕化した滑液包を切除する。脱臼骨折陳旧例では軟部組織の癒着や瘢痕化により展開とインプラント設置が困難となるため，三角筋下や腱板周囲などを十分に剥離する。

　創内の血腫を洗浄・除去，上腕二頭筋長頭腱を関節窩近傍で切離した後，粉砕した遊離骨片を摘出し，大・小結節骨片を確認する。

　腱板に付着する各骨片を同定し，ステイスーチャーとして高強度糸をかける。小結節骨片は付着する肩甲下筋腱中央に1～2本，大結節骨片は棘下筋腱および小円筋腱に2～3本かけておく 図3 。

　棘上筋腱および棘下筋腱が断裂している場合は未処置とし，肩甲下筋腱が断裂している場合には最後に修復を行う。

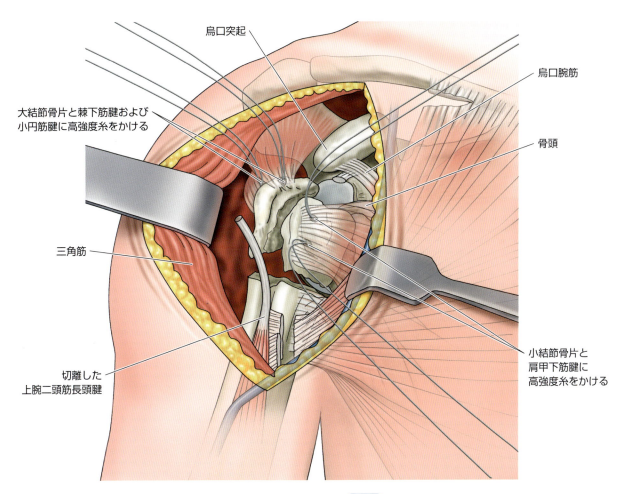

図3 大・小結節骨片の同定とステイスーチャー

3 脱臼した上腕骨頭の摘出

　術前画像検査および術中X線透視により脱臼・転位した上腕骨頭の位置を正確に把握しておく。

　上腕骨骨幹端を遠位に引き下げ，肩甲下筋の筋腱移行部の内側から関節窩下方に走行する腋窩神経を確認する。上腕骨頭を触知しながら，十分に時間をかけて骨頭軟骨側から周囲組織と剥離していく。受傷から日数が経過している場合，特に骨折側は癒着が強いため注意が必要である。

　周囲組織との癒着を完全に剥離した後，骨頭をゆっくりと摘出する。

> **コツ&注意　NEXUS view**
> 暴力的操作による無理な骨頭摘出は重篤な神経・血管損傷を引き起こす。エレバトリウムを用い，骨頭軟骨側から剥離を開始し，次いで骨折側の剥離操作を慎重かつ丁寧に行うことが重要である 図4 。

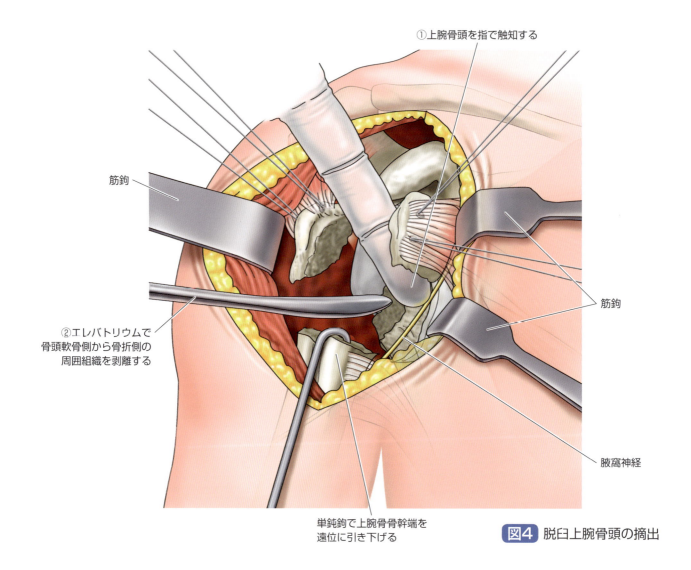

図4 脱臼上腕骨頭の摘出

4 肩甲骨関節窩の展開とベースプレートの設置

肩甲骨関節窩の展開

　烏口突起基部を確認し，肩甲下筋腱を小結節骨片ごと翻転し，関節包靱帯を関節窩側で切開する．肩甲下筋を肩甲骨関節縁外前面と剥離し，前方関節窩にBankartレトラクターをかける．

　上腕骨をレトラクターや単鈍鉤で下方に引き下げ，関節包を前下方から下方，後方へと切開する．関節窩下方は関節包を切開した後，上腕三頭筋付着部も1cm程度剥離しておく．

　後方関節窩にシューホーンレトラクターをかけ，関節窩を十分に展開する 図5．

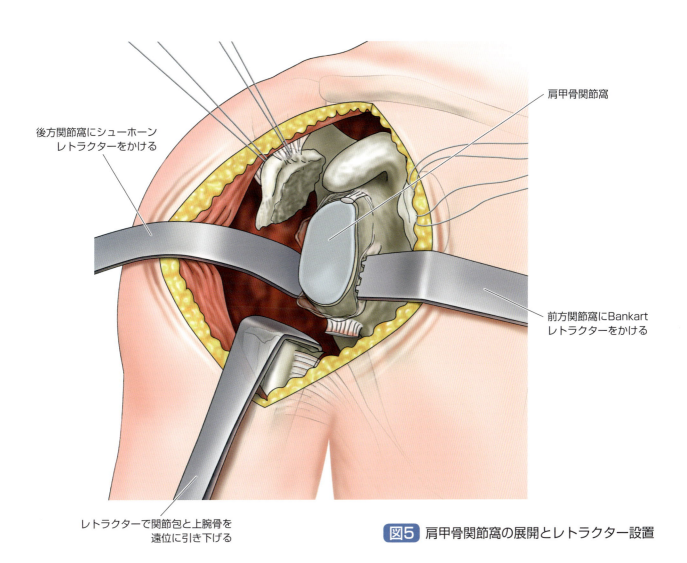

後方関節窩にシューホーンレトラクターをかける

肩甲骨関節窩

前方関節窩にBankartレトラクターをかける

レトラクターで関節包と上腕骨を遠位に引き下げる

図5　肩甲骨関節窩の展開とレトラクター設置

ベースプレートの設置

RTSAシステムの手術手技に準じて，関節窩にガイドピンを刺入してリーミングを行い，センターホールを作製する。ベースプレートを関節窩に設置し，スクリュー固定を行う 図6 。

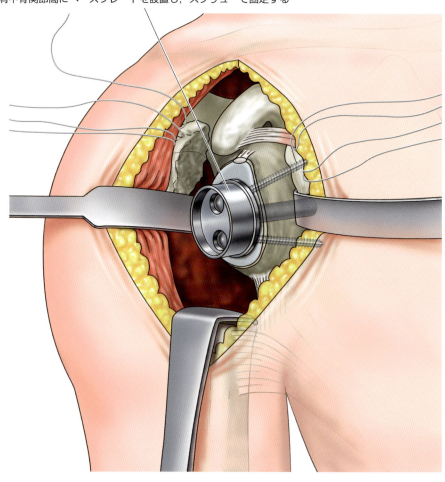

肩甲骨関節窩にベースプレートを設置し，スクリューで固定する

図6 ベースプレートの設置

肩関節脱臼骨折に対する人工肩関節置換術（RTSA）

5 上腕骨の処置とステムインプラントの設置

上腕骨を関節窩球の前方に引き出し，上腕骨髄腔を至適サイズまでリーミングする．

骨幹端から約1cm遠位に1.5mm径Kirschner鋼線（K-wire）で骨孔を作製し，大・小結節骨片固定用の高強度糸を2〜3本通す．

セメントプラグを髄腔に挿入してセメントを髄腔内に注入し，実際のステムインプラントをあらかじめ設定した後捻角（10〜20°）で上腕骨髄腔に挿入・固定する 図7 ．

> **コツ&注意 NEXUS view**
> 上腕骨インプラントを骨幹部骨折端まで挿入固定すると低位設置，上肢長短縮のため，術後不安定性・脱臼を生じる危険性がある．インプラントの設置高位決定は，健側単純X線像で術前にテンプレーティングを行い，骨折端から髄腔内へのインプラント挿入長を計測しておく．

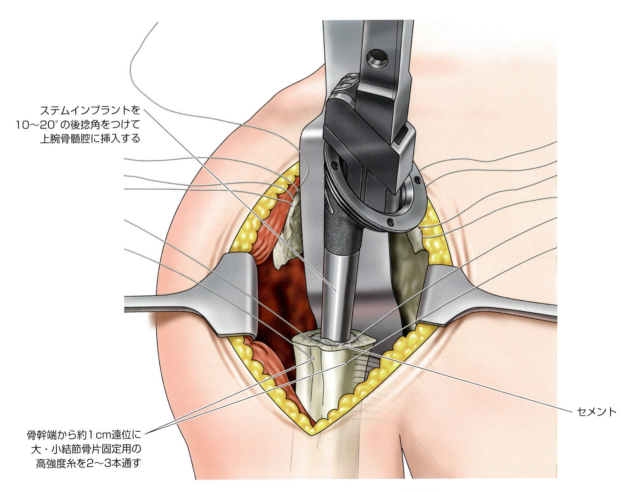

図7 上腕骨ステムインプラントの挿入

6 関節窩球・ポリエチレンライナーの設置と整復

　関節可動域と安定性評価のため，関節窩球とポリエチレンライナーのトライアルを行う．各トライアルを装着した後，整復を行い，安定性・可動性・周囲筋の緊張を評価する．安定性は伸展・外旋で上腕骨を突き上げて脱臼しないかを確認する．ポリエチレンライナーの傾斜角と厚さ，関節窩球の径を決定し，実際のインプラントを設置する．

　大・小結節骨片を上腕骨インプラント近位に圧着させるため，整復前に大・小結節，腱板に通しておいたステイスーチャーを上腕骨インプラントの頚部に回して通しておく．インプラントにスーチャーホールがある場合には，これを用いることで，より安定した骨片固定が可能となる 図8 ．

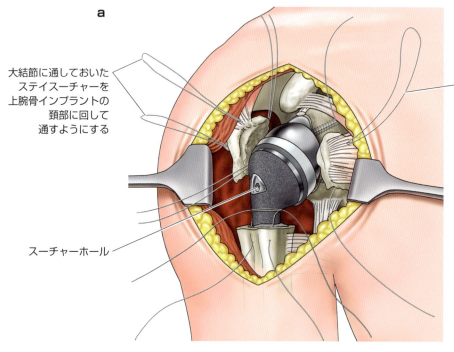

a
大結節に通しておいた
ステイスーチャーを
上腕骨インプラントの
頚部に回して
通すようにする

小結節に通しておいた
ステイスーチャーを
上腕骨インプラントの
頚部に回して
通すようにする

スーチャーホール

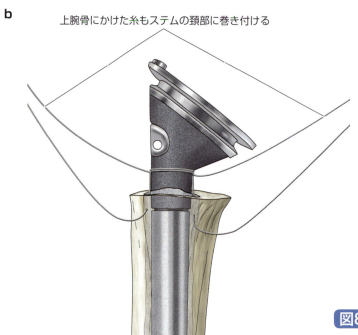

b
上腕骨にかけた糸もステムの頚部に巻き付ける

図8　大・小結節骨片および骨幹端への縫合糸のかけ方

7 大・小結節骨片の整復固定と骨移植

　上腕骨インプラント近位部へ大・小結節骨片の整復固定を行う。各腱板にかけ上腕骨インプラントの頚部に回したステイスーチャーを対側の腱板にかける。骨幹端にかけた縫合糸は上腕骨インプラント近位スーチャーホールに通し，これを腱板にかける。

　大・小結節骨片を整復し，3〜4本の横方向の縫合糸を締結し，次に骨幹端にかけた縫合糸を締結し，大・小結節骨片を上腕骨インプラントに圧着させる。

　大・小結節間および大・小結節骨幹間の間隙に上腕骨頭から採取した海綿骨を移植する 図9 。

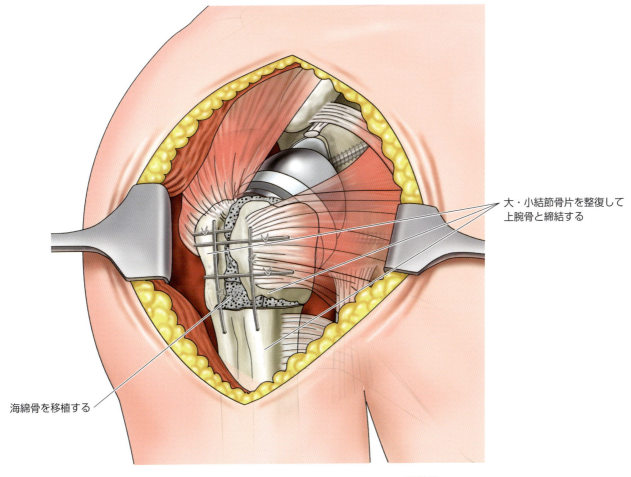

海綿骨を移植する

大・小結節骨片を整復して上腕骨と締結する

図9 縫合糸の締結と大・小結節固定

8 閉創, 術後外固定

インプラントを適切に設置した後, 安定性および可動性を直視およびX線透視下で確認する。切離した大胸筋を上腕二頭筋長頭腱とともに高強度糸にて縫合し, 上腕二頭筋長頭腱固定も行う。

洗浄および止血操作を行った後, 腋窩神経を避けて吸引ドレーンを留置する。三角筋－大胸筋間を可及的に縫合し, 皮下・皮膚を縫合する。

術後は外転装具による外固定を行う。吸引ドレーンは術後感染予防の観点から48時間以内に抜去する。

9 リハビリテーションプログラム

術後は4週間の外固定を行い, リハビリテーションは術後1週目から振り子運動, おじぎ運動を開始する。肩関節他動可動域訓練は, 内・外旋を行わず, 肩甲骨面での外転のみとする。術後3週で外転ピローを除去し自動介助運動を, 術後4週でスリングを除去し自動運動をそれぞれ開始する。内・外旋可動域訓練は日常生活動作（ADL）に合わせた範囲内でのみ行う。術後6週以降, 大・小結節の骨癒合を確認した後, 軽度の負荷で筋力訓練を開始する。

症例提示

70歳, 女性。右陳旧性肩関節脱臼骨折。8年前に転倒受傷し, 近医整形外科に搬送された。手術しても結果は変わらないといわれ, 保存療法が行われた。疼痛・可動域制限が残存するため, いくつかの整形外科を受診したが, 治療法はないといわれた。最後に受診した医院より当院紹介となった。

初診時肩関節自動可動域は, 外転：20°, 屈曲：20°, 外旋：－20°, 内旋：第5腰椎で, 動作時に著明な軋音を認めた。三角筋収縮は良好であった。

単純X線およびCT撮影にて陳旧性のNeer分類4-part脱臼骨折と診断し, RTSAの適応と判断した 図10a, 図10b。

Trabecular Metal™ Reverse Shoulder System（Zimmer Biomet社）を用いてRTSAを施行した。

脱臼した上腕骨頭は摘出せず, 大結節骨片は小円筋の付着する部分を同定して切除・引き出しを行い, 肩甲下筋腱の付着する小結節骨片とともに上腕骨ステムインプラントに整復固定した。

術後1年4カ月現在, 疼痛なく, 肩関節自動可動域は外転：100°, 屈曲：110°, 外旋：－10°, 内旋：第2腰椎となり, 術後合併症も認めず経過良好である 図10c。

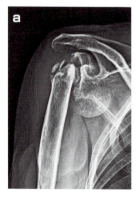 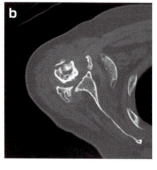 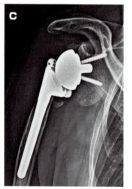

図10 右陳旧性肩関節脱臼骨折
a：初診時単純X線像
b：術前CT
c：術後1年4カ月単純X線像

肩関節脱臼骨折に対する人工肩関節置換術（RTSA）

文献

1) Hashiguchi H, Iwashita S, Ohkubo A, et al. The outcome of hemiarthroplasty for proximal humeral fractures is dependent on the status of the rotator cuff. Int Orthop 2015；39：1115-9.
2) Boileau P, Watkinson D, Hatzidakis AM, et al. Neer Award 2005：The Grammont reverse shoulder prosthesis：results in cuff tear arthritis, fracture sequelae, and revision arthroplasty. J Shoulder Elbow Surg 2006；15：527-40.
3) Boyle MJ, Youn SM, Frampton CM, et al. Functional outcomes of reverse shoulder arthroplasty compared with hemiarthroplasty for acute proximal humeral fractures. J Shoulder Elbow Surg 2013；22：32-7.
4) 大久保　敦, 橋口　宏, 岩下　哲, ほか. リバース型人工肩関節置換術を施行した肩関節脱臼骨折の3例. 肩関節 2016；40：779-82.

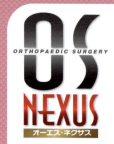

Ⅲ. 肩関節周囲・肩関節骨折

鎖骨骨幹部骨折に対する髄内スクリュー固定

宇陀市立病院整形外科・奈良肩・肘センター　水掫　貴満
宇陀市立病院　仲川　喜之

Introduction

　鎖骨骨幹部骨折は良好な骨癒合率と変形治癒に伴う機能障害が少ないことから，原則として保存的に加療される[1,2]．しかし，転位を伴うRobinson分類Type 2Bにおいては変形治癒障害・遷延治癒・偽関節も散見され，ときに手術療法の適応となる[3] 図1 。

　鎖骨骨幹部骨折の手術適応として，①開放性骨折・神経血管損傷例，②同側肩関節周囲多発外傷例（floating shoulderなど），③骨折部の著明な粉砕・短縮を認める整復不能例，④早期除痛・社会復帰・外固定からの開放を望む症例などが挙げられる．

　骨幹部骨折の手術法として，主に髄内固定とプレート固定に大別される．それぞれの方法には長所・短所があり，術者の選択に委ねられているのが現状と思われる 表1 。

　著者らは若年者や髄腔の狭い小柄な女性では経皮的Kirschner鋼線（K-wire）固定法を，中高年者に対しては経皮的キャニュレイティドスクリュー固定法を選択している．本法は手術侵襲がきわめて小さく（創痕がほとんど目立たず），骨癒合も良好で早期除痛・早期社会復帰が可能である．

術前情報

●適応と禁忌

　Robinson分類Type 2B1・2B2を手術適応としているが，Type 2A2でも早期除痛や早期社会復帰を希望される患者や，角上変形治癒による美容的配慮から手術を希望される患者は相対的適応となる．

　術前計画として，CTは必須の検査である．スクリューの骨穿破部に十分なbone stockがない場合 図2 はプレート固定もしくは保存療法の選択となる．

●麻酔

　全身麻酔もしくは超音波ガイド下の斜角筋ブロックで行う

手術進行

1	中枢骨片の骨把持部の決定
2	中枢骨片へのガイドワイヤー刺入 ・ガイドワイヤー刺入 ・ガイドワイヤーの引き出し
3	末梢骨片の骨把持部の決定と皮切
4	整復
5	末梢骨片へのガイドワイヤー引き出し，スクリュー長の計測
6	髄内スクリュー挿入
7	後療法

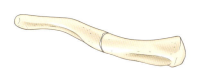
undisplaced（Type 2A1）

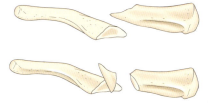
simple or wedge comminuted（Type 2B1）

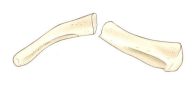
angulated（Type 2A2）

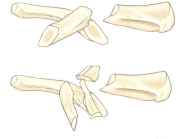
isolated or comminuted segmental（Type 2B2）

（文献3より）

図1 Robinson分類

	長所	短所
髄内スクリュー固定	小侵襲 骨癒合が早い 抜釘が容易 小さい創部瘢痕	スクリューのback out スクリュー突出部痛 回旋固定性不良 骨折部の短縮 X線被ばく
プレート固定	解剖学的整復 固定性良好 早期疼痛軽減 早期可動域回復	手術侵襲大 大きい手術瘢痕 鎖骨上神経損傷 画像上の骨癒合が遅い 抜釘侵襲大（抜釘後再骨折）

表1 髄内スクリュー固定とプレート固定の比較

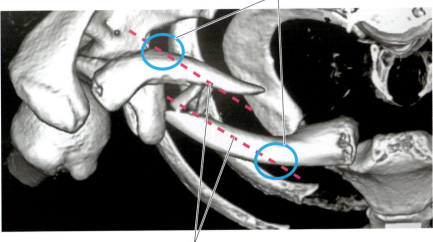

図2 術前CT

ガイドワイヤーが中枢骨片・末梢骨片の骨皮質を貫く箇所はできるだけ骨折部より離れるようにしなければならない。特に末梢骨片でのかかり方が浅い場合は，末梢骨片に新たな骨折が生じガイドワイヤーがcut outする。

●手術体位

体位は仰臥位で行う。背部中央に幅10cm程度の肩枕を入れて肩を後方に引き寄せ，鎖骨の短縮をとる 図3 。X線透視装置は頭側から入れて，通常の鎖骨前後像と頭・尾側から約40°の仰角撮影ができるようにコントロールしておく 図4 。

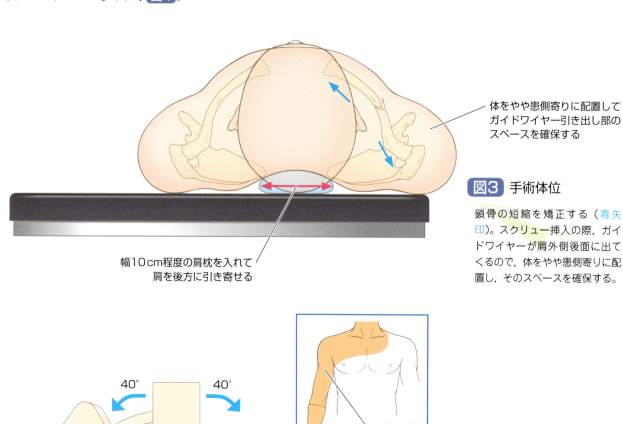

図3 手術体位

鎖骨の短縮を矯正する（青矢印）。スクリュー挿入の際，ガイドワイヤーが肩外側後面に出てくるので，体をやや患側寄りに配置し，そのスペースを確保する。

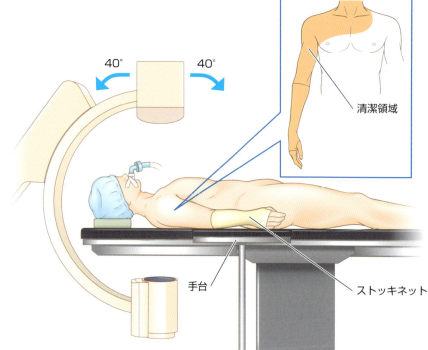

図4 X線透視装置のコントロール

頭・尾側に約40°管球を振れるようにコントロールしておく。

❶術前の画像診断には3D-CTが必須である（鎖骨の頭側がみられるように画像を構築する）。
❷術前のシミュレーションでガイドワイヤーの入る位置を検討し，もしワイヤーのかかりが浅いようであれば他の術式を検討する必要がある。
❸経皮的手技で完遂できれば美容的にも骨癒合の面でも大きなadvantageがあるが，手技に不慣れな初期症例や徒手整復困難例では「経皮的」にこだわらず，骨折部に小切開を加え直視下に整復を行う。

手術手技

1 中枢骨片の骨把持部の決定

中枢骨片を骨把持鉗子で把持する場所を透視で確認する。鉗子先が入るだけの約2mm程度の皮切を鎖骨の前方と後方に入れる。しっかりと中枢骨片を把持し，前後左右に中枢骨片を動かせることを確認する 図5 。

> **コツ&注意 NEXUS view**
> 皮切は鎖骨直上に行うのではなく，骨幅以上に，できるだけ前後の幅をもたせて切開するほうがよい。
> 骨折部と離れたところで把持しても鎖骨は動いてくれないので，骨折部より3cm以内のところで把持するのが好ましい。

> **トラブル NEXUS view**
> **腕神経叢に要注意！**
> 骨把持が十分でないと骨把持鉗子が鎖骨の下に滑ることがある。中枢骨片の下には大血管や腕神経叢が存在するため危険である。

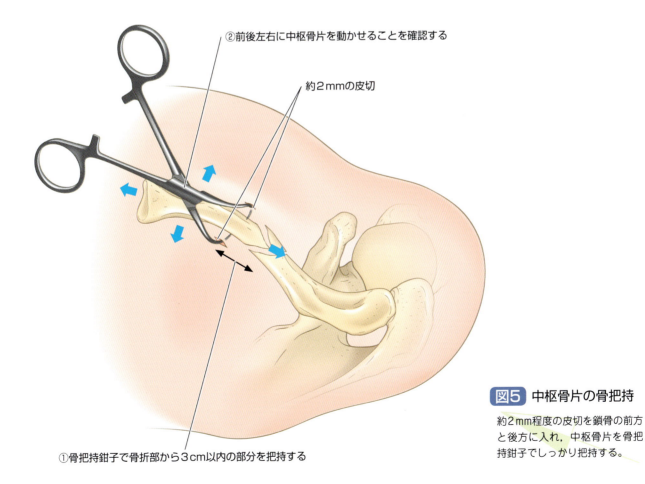

図5 中枢骨片の骨把持
約2mm程度の皮切を鎖骨の前方と後方に入れ，中枢骨片を骨把持鉗子でしっかり把持する。

①骨把持鉗子で骨折部から3cm以内の部分を把持する
②前後左右に中枢骨片を動かせることを確認する
約2mmの皮切

2 中枢骨片へのガイドワイヤー刺入

ガイドワイヤー刺入

著者らは2.0mm径両端尖のK-wireをガイドワイヤーとして使用している（使用するスクリューセットのガイドワイヤーは片端尖であるため，鈍端をカットして用いてもよい）。

骨把持鉗子で把持した中枢骨片を前方に引き出し 図6a，中枢骨片の末端部より経皮的に2.0mm径のK-wireを逆行性に刺入する 図6b。

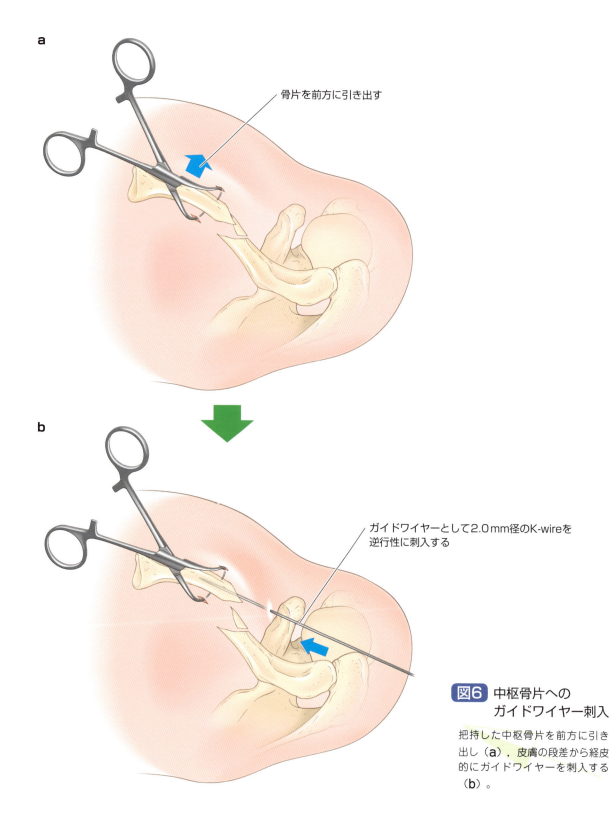

図6 中枢骨片への ガイドワイヤー刺入

把持した中枢骨片を前方に引き出し（a），皮膚の段差から経皮的にガイドワイヤーを刺入する（b）。

ガイドワイヤーの引き出し

　鎖骨近位の前方皮質骨を貫通させ，K-wireの先端が皮下に確認されたら小切開を加え，K-wireの逆端が中枢骨片の末端にくるまで引き出す 図7 。

> **コツ&注意　NEXUS view**
> K-wireの先端は胸鎖関節のさらに内側で確認されることもあるため，術野は対側の胸鎖関節ぐらいまで確保しておく。

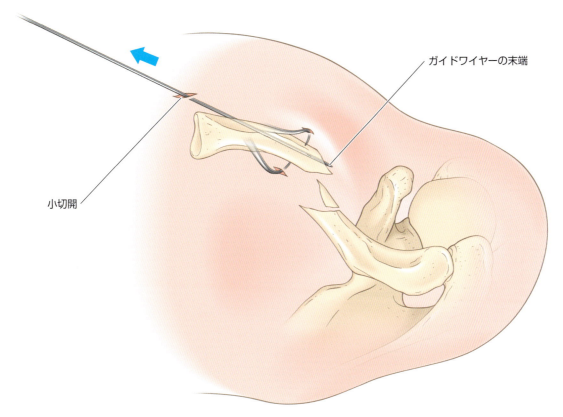

図7 ガイドワイヤーの引き出し
ガイドワイヤーの末端が骨折部から少し突出する程度まで引き出す。

3 末梢骨片の骨把持部の決定と皮切

　中枢骨片の骨把持部の決定同様に透視で骨把持部を決定し，鉗子先が入るだけの約2mm程度の皮切を鎖骨の前方と後方に入れる。しっかりと末梢骨片を骨把持鉗子で把持し，前後左右に末梢骨片を動かせることを確認する 図8 。

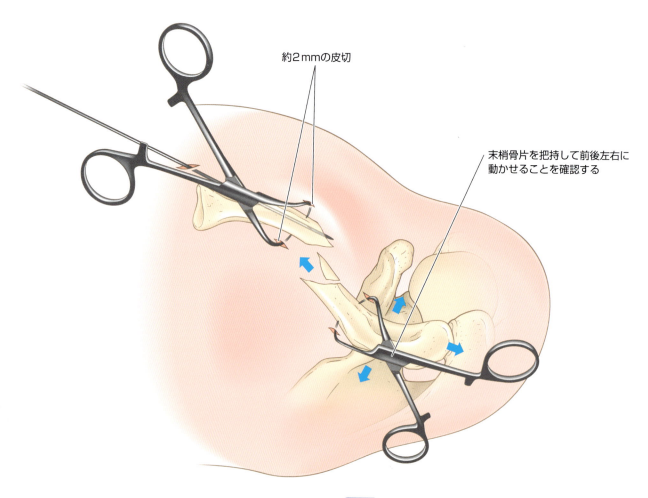

図8 中枢骨片からのガイドワイヤーの引き出し
約2mm程度の皮切を鎖骨の前方と後方に入れ，末梢骨片を骨把持鉗子でしっかり把持する。

4 整復

中枢および末梢骨片を把持している骨把持鉗子を持ちながら透視下に骨折部を整復する 図9 。第3・第4骨片の整復にこだわる必要はない。

> **コツ&注意 NEXUS view**
>
> 単純な鎖骨骨幹部骨折の場合，中枢骨片が前上方に転位し，末梢骨片が後下方に転位していることが多いため，末梢骨片を前方に引き出すだけで整復が得られることが多いが，ときに第3骨片や第3骨片に付着する骨膜が整復阻害となることがある。そのときは一度末梢骨片を後外方に押しやり，鎖骨の短縮を解消した後に，中枢骨片の後ろを滑らすように上方に持ち上げると整復される。
> 　末梢骨片を中枢骨片の前方を滑らすように上方に持ち上げると，第3骨片や骨膜が噛み込むことになり整復不良となる。

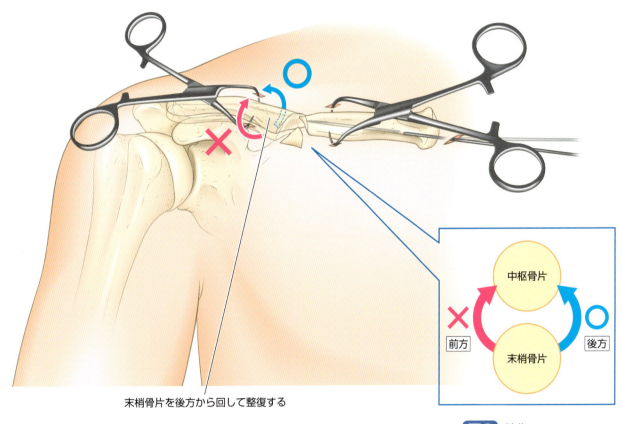

末梢骨片を後方から回して整復する

図9 整復
末梢骨片を整復するに際して，中枢骨片を軸にして後方から末梢骨片を回して整復する。

5 末梢骨片へのガイドワイヤー引き出し，スクリュー長の計測

適切な整復位を保持しながら，中枢骨片のガイドワイヤーを末梢骨片の髄内に通す 図10 。この整復が不十分であると，ワイヤーが骨外に逸脱するため，透視のアームを動かして確実に髄内に刺入されていることを確認する。

ワイヤー刺入が困難な例では「経皮的」にこだわらず，骨折部に小切開を加えて直視下に整復を行う。

ガイドワイヤーを鎖骨遠位端後方の皮質骨を貫通させ，K-wireの先端が皮下に確認されたら小切開を加え，K-wireの中枢端が中枢骨片の中枢端前方の骨皮質にくるまで引き出す。適切なスクリュー長を計測する 図10 。

> **トラブル　NEXUS view**
> **腕神経叢麻痺の危険あり！**
> 透視下に整復した際に第3骨片が縦になったり，著しく転位すると，骨片自体や術後の血腫形成などによる腕神経叢麻痺が危惧される。その際は躊躇せず小切開して不必要に骨膜を剥離することなく骨片を可及的に整復し，糸などで締結固定することが好ましい。

> **コツ&注意　NEXUS view**
> 鎖骨中枢側のガイドワイヤー貫通部が正確に把握できないと正確なスクリュー長計測が困難である。そのため，ガイドワイヤーが末梢骨片の骨皮質を貫通した際にスクリュー長を計測しておくとよい。鎖骨の末梢側のガイドワイヤー貫通部は透視で確認できるからである。
> もしスクリュー長の計測に迷いが生じた場合は，短めのスクリューを選択するほうが無難である。

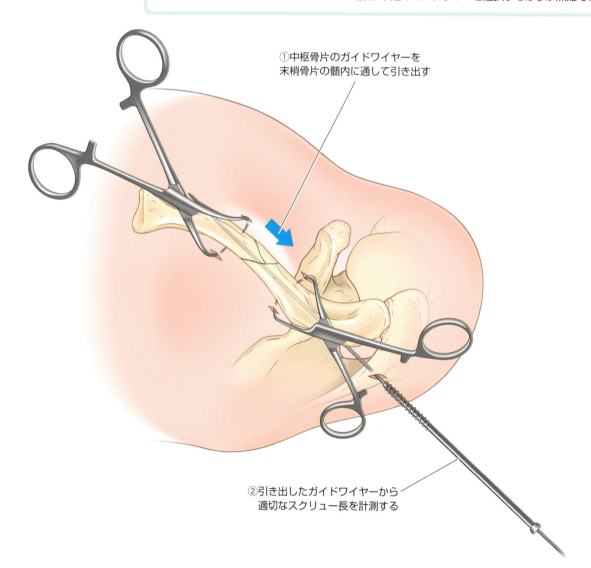

図10 ガイドワイヤーの引き出しとスクリュー長の計測
ガイドワイヤーが中枢骨片から少し突出する程度まで引き出し，適切なスクリュー長を計測する。

6 髄内スクリュー挿入

　ガイドワイヤーに沿って順行性にスクリューを挿入する 図11。著者ら[4]は以前，Knowles pin髄内固定法を行っていたが，現在では5.5mm径のキャニュレイティドスクリュー（5.5mm CCHS，メイラ社）を使用している。挿入に際し，第3骨片を有するRobinson分類Type 2Bでは，鎖骨短縮や骨折部の粉砕化を回避するため，スクリューによる圧迫は必ずしも必要ではない。

　スクリュー固定後，上肢を挙上して固定性が得られていることを確認する。

> **トラブル　NEXUS view**
> **スクリュー先端の突出に注意！**
> 　スクリュー長の計測が不正確であったり，過度のスクリュー挿入は，鎖骨近位部のスクリュー先端突出による創治癒遅延や皮膚潰瘍の原因となりうる。

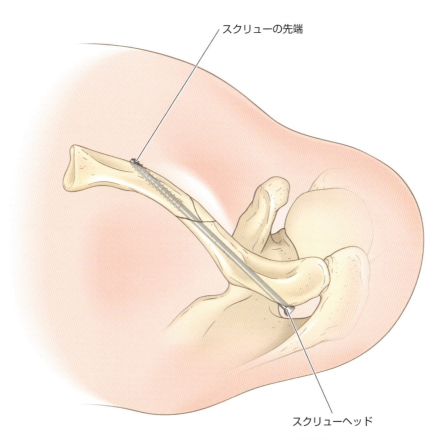

図11　髄内スクリュー挿入
スクリューヘッドとスクリューの先端が突出しすぎないように適切なスクリュー長を選択し，ガイドワイヤー越しにスクリューを挿入する。

7 後療法

　術後の疼痛緩和のため三角巾固定をすることもあるが，原則外固定は不要である。
　本法はプレート固定に比べて1本のスクリューでの固定で横止めがないので，力学的に回旋変形に弱いと考えられる。鎖骨の機能解剖的見地からすると肩外転90°以上になると鎖骨の回旋運動が始まり，最大外転位では約40°の軸回転が起こるとされていることから[5]，Robinson分類Type 2A2・2B1においては術後4週，Type 2B2においては化骨形成を認めるまで90°以上の肩外転は禁止しているが，その範囲内での自動運動は許可している。

症例提示

　73歳，女性。旅行先で階段から転落して受傷。近医にて右鎖骨骨幹部骨折を指摘され，当院紹介受診となった。単純X線像では右鎖骨骨幹部骨折を認め，Robinson分類のType 2B1であった 図12a 。3D-CTでは楔状の第3骨片を認めるものの，スクリュー挿入部のbone stockも十分であるため髄内スクリュー固定を計画した 図12b 。受傷後10日目に全身麻酔下に手術を施行した 図12c ， 図12d 。術後は特に外固定は行わず，術後4週は肩自動外転90°までに制限した。術後8週で化骨形成を認め，術後7カ月でスクリューを抜去した 図12e 。肩関節の可動域も良好で，術創もほとんど消失している 図12f 。

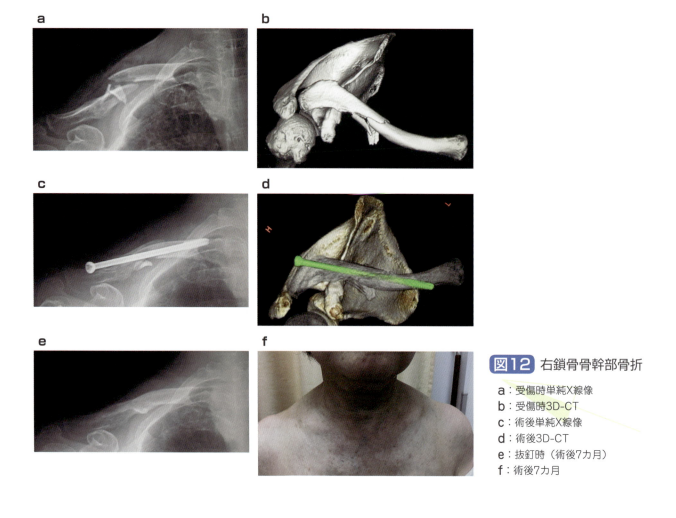

図12　右鎖骨骨幹部骨折

a：受傷時単純X線像
b：受傷時3D-CT
c：術後単純X線像
d：術後3D-CT
e：抜釘時（術後7カ月）
f：術後7カ月

文献

1) Goudie EB, Clement ND, Murray IR, et al. The influence of shortening on clinical outcome in healed displaced midshaft clavicular fractures after nonoperative treatment. J Bone Joint Surg Am 2017；99：1166-72.
2) Tamaoki MJS, Matsunaga FT, Costa ARFD, et al. Treatment of displaced midshaft clavicle fractures：figure-of-eight harness versus anterior plate osteosynthesis：a randomized controlled trial. J Bone Joint Surg Am 2017；99：1159-65.
3) Robinson CM. Fractures of the clavicle in the adult. Epidemiology and classification. J Bone Joint Surg Br 1998；80：476-84.
4) 仲川喜之, 尾崎二郎, 増原建二, ほか. 鎖骨骨折に対するKnowles pin固定法の治療経験. 臨整外 1989；24：919-28.
5) Moseley HF. The clavicle：Its anatomy and function. Clin Orthop Relat Res 1968；58：17-27.

まずは自分で 骨のコンピュータ・シミュレーション をしてみませんか？

整形外科医のための 骨のバイオメカニクス解析
CT画像からモデルを作って有限要素法で解析しよう！

編集　稲葉　裕　横浜市立大学整形外科准教授
　　　東藤　貢　九州大学応用力学研究所准教授

CT画像から患者の骨を正確にモデル化して，シミュレーションをするための解析法の一つである有限要素法（FEM）を理解し，実際の解析から検証，臨床へどのように活用するかを，工学者と医師が具体的に解説。これからバイオメカニクス研究を始める整形外科医には入門書であり，すでに研究を進めている医師には，知識の再確認と臨床応用の最前線の知識が得られる1冊。

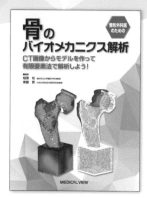

目次

1 有限要素解析のための基礎知識
骨の構造・疾病とバイオメカニクスの関係
骨解析のための力学を知ろう
有限要素法の基礎を理解しよう

2 骨解析のための応用
CT画像からモデルを作る
骨折をいかに表現するか
骨リモデリングをいかに表現するか
解析結果の妥当性を検証する

3 臨床への応用
骨折手術後の強度評価への応用
肩関節領域に応用する
股関節領域に応用する
脊椎領域に応用する

Step up　英文雑誌への投稿
Q&Aから学ぶ，アクセプトされる論文の書き方

定価（本体7,000円+税）
B5変型判・160頁・オールカラー
イラスト20点，写真50点
ISBN978-4-7583-1373-5

整形外科手術アプローチを究める ─── 最良の手術は最良のアプローチから

整形外科サージカルアプローチ

編集　井樋　栄二　東北大学大学院整形外科学分野教授
　　　野原　裕　　獨協医科大学副学長
　　　松末　吉隆　滋賀医科大学整形外科学教授

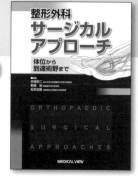

手術書では省略されがちなアプローチにスポットを当て，「皮切」「浅層展開」「深層展開」「到達術野」と大きく4段階に分け，筋膜などの軟部組織の処置も含めて，イラストを中心に詳細に解説。整形外科主要手術の主なアプローチ（進入法～展開まで）を網羅し，鏡視下法の皮切，進入法，助手の視点での操作法，アプローチの注意点，応用技術についても解説した極めて実践的な1冊。

定価（本体16,000円+税）
B5変型判・560頁・2色刷
イラスト620点，写真280点
ISBN978-4-7583-1039-0

目次

上肢
- 脊柱変形　上腕骨頭，関節窩への前方アプローチ／後方アプローチ／他
- 肘関節　後方アプローチ／内側アプローチ／外側アプローチ／前方アプローチ／他
- 手関節　掌側アプローチ／背側アプローチ／手関節鏡のアプローチ
- 指関節　指関節へのアプローチ

脊椎
- 頸椎　前方アプローチ／後方アプローチ／他
- 胸椎　前方アプローチ／後方アプローチ／他
- 腰椎・仙椎　腰椎前方アプローチ／腰椎後方アプローチ／Wiltseアプローチ／他

下肢
- 骨盤　前方アプローチ（Pfannenstiel approach）／前方アプローチ（腸骨鼠径アプローチ）／他
- 股関節　前方アプローチ／大転子切離側方アプローチ／側方アプローチ（Hardinge, Dall）／他
- 膝関節　前方アプローチ／内側アプローチ／外側アプローチ／他
- 足関節・足　脛骨遠位端へのアプローチ／腓骨遠位端へのアプローチ／足関節前方アプローチ／他

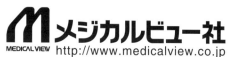

※ご注文，お問い合わせは最寄りの医書取扱店または直接弊社営業部まで。

〒162-0845 東京都新宿区市谷本村町2番30号
TEL.03(5228)2050　FAX.03(5228)2059
http://www.medicalview.co.jp
E-mail（営業部）eigyo@medicalview.co.jp

スマートフォンで書籍の内容紹介や目次がご覧いただけます。

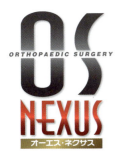

次号予告
2018年4月刊行予定

No.14

脊椎手術と合併症
回避の技とトラブルシューティング

編集担当　西良浩一

I 合併症回避の技

腹臥位手術の体位による合併症回避	山尾誠司
術後呼吸・嚥下障害回避の技	根尾昌志
脊椎Instrumentationにおける感染回避の技	村上英樹
腰椎後方手術硬膜外静脈出血対策	長町顕弘
PPS関連トラブルとその回避	磯貝宜広
MIStにおける椎体間ケージ設置のピットフォールと回避の技	鈴木喜貴
アプローチに起因する神経損傷回避の技（TF-PELD）	手束文威
MED & MELの合併症回避	土屋邦喜
BKPにおけるセメントリーク回避の技	戸川大輔
透析脊椎症手術のピットフォールと回避の技	安藤智洋
PJK & PJF（後弯矯正術）回避の技	八木　満

II トラブルシューティング

同部位再発ヘルニアの再手術	藤原　靖
硬膜損傷（腰椎後方）	今釜史郎
硬膜損傷（MED法）	柴山元英
PJK & PJF（後弯矯正術）のリカバリー	福田健太郎
Rod failure時のリカバリー	大和　雄
脊椎Instrumentation術後感染トラブルシューティング	船尾陽生

＊項目は一部変更になる場合がございます。

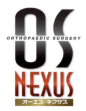

バックナンバーのご案内

No.1 膝・下腿の骨折・外傷の手術
編集 宗田 大／170ページ，2015年1月発行，定価11,880円（8％税込）

No.2 頚椎・腰椎の後方除圧術
編集 西良浩一／198ページ，2015年4月発行，定価11,880円（8％税込）

No.3 手・手関節の骨折・外傷の手術
編集 岩崎倫政／170ページ，2015年7月発行，定価11,880円（8％税込）

No.4 股関節周囲の骨折・外傷の手術
編集 中村 茂／210ページ，2015年10月発行，定価11,880円（8％税込）

No.5 スポーツ復帰のための手術　膝
編集 宗田 大／196ページ，2016年1月発行，定価11,880円（8％税込）

No.6 脊椎固定術　これが基本テクニック
編集 西良浩一／198ページ，2016年4月発行，定価11,880円（8％税込）

No.7 肩・肘の骨折・外傷の手術
編集 岩崎倫政／210ページ，2016年7月発行，定価11,880円（8％税込）

No.8 スポーツ復帰のための手術　股関節，足関節・足部
編集 中村 茂／202ページ，2016年10月発行，定価11,880円（8％税込）

Ⅰ．股関節
関節唇損傷・大腿骨頭靱帯断裂に対する鏡視下手術／大腿骨寛骨臼インピンジメントに対する鏡視下手術／寛骨臼形成不全に対する鏡視下棚形成術／離断性骨軟骨炎に対する鏡視下手術／弾発股に対する手術

Ⅱ．足関節・足部
遺残靱帯を用いた足関節外側靱帯再建術／自家腱を用いた足関節外側靱帯再建術／鏡視下靱帯修復術 ArthroBroström／鏡視下靱帯再建手術／足関節前方インピンジメント症候群に対する鏡視下手術／足関節後方インピンジメント症候群に対する鏡視下手術／腓骨筋腱脱臼に対する手術（腓骨筋支帯修復術，骨性制動術）／疲労骨折（第5中足骨近位骨幹部，足関節内果，舟状骨）に対する手術／距骨骨軟骨損傷に対する鏡視下手術／種子骨障害および足底腱膜炎に対する手術／アキレス腱付着部症に対する付着部再建術

No.9 膝関節の再建法　最適な選択のために
編集 宗田 大／206ページ，2017年1月発行，定価11,880円（8％税込）

Ⅰ．TKA
TKAの術前計画　二次元計画と三次元計画／CR型，PS型の選択法と術式の選択／CR型，PS型の選択法とPS手術の進め方／靱帯バランステンサーを駆使したTKA手術　テンサーの使い方とmedial preserving gap technique／外側型OAに対するTKA／PCL切除型TKAにおけるテクニック／拘束性の高いTKAの実際／Revision TKA／感染例に対するRevision TKA　実際の各種方法について

Ⅱ．UKA
UKA（TeSP法）／人工膝単顆置換術 spacer block technique／組み合わせ式二顆置換術（modular unlinked bi-compartmental knee arthroplasty；BiKA）

Ⅲ．骨切り術
Medial open wedge high tibial osteotomy／Closed wedge HTO／骨切り組み合わせ（大腿骨・脛骨の骨切り術）

No.10 脊椎固定術　匠のワザ

編集　西良浩一／206ページ，2017年4月発行，定価11,880円（8%税込）

I. 低侵襲を支える匠のワザ

PPS：腰椎すべり症矯正術／PPS：多椎間固定とロッドテクニック Mis-long fixation／PPS：側臥位での挿入法／PPS：腰椎分離症修復術 Smiley Face Rod Method／CBT：仙骨を含む多椎間固定／CBT：腰椎すべり症矯正術／CBT-PS：ハイブリッド法でのすべり矯正術／安全に行うXLIF／安全に行うOLIF／椎体形成術 PMMA骨セメント，CPC，HAブロックの各種特徴

II. 大侵襲を支える匠のワザ

骨切り術：pedicle subtraction osteotomy（PSO）／骨切り術：Ponte骨切り／骨切り術：後方全脊柱骨切り術／骨盤アンカリング（S1 PS，S2 AIS，従来法IS）／特発性側弯症に対する矯正手技／成人脊柱変形に対する矯正手技

No.11 スポーツ復帰のための手術　肩・肘

編集　岩崎倫政／184ページ，2017年7月発行，定価11,880円（8%税込）

I. 肩

スポーツによる肩関節不安定症の病態と診断／超音波によるスポーツ肩・肘障害の診断／肩鎖関節脱臼に対する鏡視下烏口鎖骨靱帯再建術／スポーツ選手に対する腱板断裂修復術／外傷性肩関節前方不安定症に対する鏡視下Latarjet-Bankart法／外傷性肩関節前方不安定症に対する直視下Latarjet-Bankart法／loose shoulderに対する手術療法／スポーツによる胸郭出口症候群の診断と手術法

II. 肘

スポーツによる尺骨神経障害に対する手術法／肘頭骨端離開・疲労骨折に対する診断と手術法／肘内側側副靱帯再建術／肘離断性骨軟骨炎に対する膝骨軟骨柱移植術／肘離断性骨軟骨炎に対する肋骨肋軟骨柱移植術／上腕骨外側上顆炎（難治例）に対する手術療法　関節鏡下手術／肘関節外側不安定症に対する手術療法／肘スポーツ障害に対する鏡視下手術

No.12 股関節の再建法　成功への準備とコツ

編集　中村　茂／230ページ，2017年10月発行，定価11,880円（8%税込）

I. 初回人工股関節全置換術

Direct anterior approach（DAA）／AL-supine approach（ALSA）／側臥位anterolateral approach／Direct lateral approachによる人工股関節全置換術／Posterior approach－ナビゲーション使用／セメント使用人工股関節全置換術

II. 再置換術

弛みのないステムの抜去術／セメントレスステムの再置換術／セメント使用ステムの再置換術／人工股関節感染に対する一期的再置換術／人工股関節感染に対する二期的再置換術／同種骨を用いた人工股関節再置換術／

III. 寛骨臼形成不全に対する関節温存手術

寛骨臼回転骨切り術／前方アプローチによる寛骨臼移動術（SPO）／Spitzy変法棚形成術／Chiari骨盤骨切り術

■年間購読お申し込み・バックナンバー購入方法

・年間購読およびバックナンバー申し込みの際は，最寄りの医書店または小社営業部へご注文ください。

・小社ホームページまたは本誌付属の綴じ込みハガキでもご注文いただけます。
　ホームページでは，本誌に紹介されていないバックナンバーの目次の詳細・サンプルページもご覧いただけます。

【お問い合わせ先／ホームページ】

株式会社メジカルビュー社　〒162-0845 東京都新宿区市谷本村町2-30　Tel：03（5228）2050
E-mail：eigyo@medicalview.co.jp（営業部）URL：http://www.medicalview.co.jp

OS NEXUS No.13
高齢者上肢骨折に対する手術

2018 年 2 月 10 日　第 1 版第 1 刷発行

■編集委員　宗田　大・中村　茂・岩崎倫政・西良浩一

■担当
　編集委員　岩崎倫政　いわさきのりまさ

■発行者　鳥羽清治

■発行所　株式会社メジカルビュー社
　〒 162 - 0845 東京都新宿区市谷本村町 2 - 30
　電話　03（5228）2050（代表）
　ホームページ http://www.medicalview.co.jp/

　　　営業部　FAX 03（5228）2059
　　　　　　　E - mail　eigyo @ medicalview.co.jp

　　　編集部　FAX 03（5228）2062
　　　　　　　E - mail　ed @ medicalview.co.jp

■印刷所　シナノ印刷株式会社

ISBN978 - 4 - 7583 - 1392 - 6 C3347

ⒸMEDICAL VIEW, 2018.　Printed in Japan

・本書に掲載された著作物の複写・複製・転載・翻訳・データベースへの取り込みおよび送信
　（送信可能化権を含む）・上映・譲渡に関する許諾権は，（株）メジカルビュー社が保有してい
　ます.
・ JCOPY 〈出版者著作権管理機構 委託出版物〉
　本書の無断複製は著作権法上での例外を除き禁じられています. 複製される場合は，そのつ
　ど事前に，出版者著作権管理機構（電話 03-3513-6969, FAX 03-3513-6979, e-mail：info@
　jcopy.or.jp）の許諾を得てください.

・本書をコピー，スキャン，デジタルデータ化するなどの複製を無許諾で行う行為は，著作権
　法上での限られた例外（「私的使用のための複製」など）を除き禁じられています. 大学, 病院,
　企業などにおいて，研究活動，診察を含み業務上使用する目的で上記の行為を行うことは私
　的使用には該当せず違法です. また私的使用のためであっても，代行業者等の第三者に依頼
　して上記の行為を行うことは違法となります.
・本書の電子版の利用は，本書 1 冊について個人購入者 1 名に許諾されます。購入者以外の方
　の利用はできません. また，図書館・図書室などの複数の方の利用を前提とする場合には,
　本書の電子版の利用はできません.